人体的秘密开关

找准一个穴位
减轻身体病痛

主编

赵 宏

编者

韩明娟　郜明月

马笑梅　丰逸轩

人民卫生出版社

图书在版编目（CIP）数据

人体的秘密开关：找准一个穴位 减轻身体病痛 /
赵宏主编. -- 北京：人民卫生出版社，2018

ISBN 978-7-117-27462-3

Ⅰ.①人… Ⅱ.①赵… Ⅲ.①穴位疗法 - 通俗读物
Ⅳ.①R245.9-49

中国版本图书馆 CIP 数据核字（2018）第 210837 号

人卫智网	www.ipmph.com	医学教育、学术、考试、健康，购书智慧智能综合服务平台
人卫官网	www.pmph.com	人卫官方资讯发布平台

人体的秘密开关——找准一个穴位 减轻身体病痛

主　　编：赵　宏
出版发行：人民卫生出版社（中继线 010-59780011）
地　　址：北京市朝阳区潘家园南里 19 号
邮　　编：100021
E - mail：pmph @ pmph.com
购书热线：010-59787592　010-59787584　010-65264830
印　　刷：廊坊一二〇六印刷厂
经　　销：新华书店
开　　本：889×1194　1/32　印张：6
字　　数：145 千字
版　　次：2018 年 10 月第 1 版　2024 年 11 月第 1 版第 5 次印刷
标准书号：ISBN 978-7-117-27462-3
定　　价：39.80 元

打击盗版举报电话: 010-59787491　E-mail: WQ @ pmph.com
（凡属印装质量问题请与本社市场营销中心联系退换）

第1步

扫描下方二维码下载"约健康"APP

第2步

注册登录"约健康"

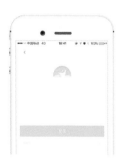

第3步

点击扫一扫

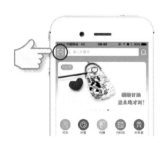

第4步

扫描每篇篇首二维码，观看视频

内容提要

本书作者针对治疗中经常遇到的 30 多种病症，教授读者一些取穴简便、操作简单的穴位，这些穴位像我们身体的"开关"，具有非常明显的效果，并且疗效确切，读者可以在家自己刺激按摩穴位，就会收到意想不到的效果！腧穴是脏腑经络气血输注于体表部位的统称，既能反映身体状态，又能治疗疾病。腧穴是我们身体的"开关"，具有止咳平喘、镇静助眠、化痰祛湿、祛痘止痒、通便及止痛等多种功效。本书由中国中医科学院针灸医院赵宏主任医师在长期临床实践的基础上，针对日常生活中的常见疾病和症状，提出简便可行的针灸腧穴保健治疗方法。全书以内科、外科、妇科及儿科病症进行分类，内容贴近生活，文字通俗易懂，方法简单易学，实用性强，常见、多发病症配有操作视频，适合广大针灸爱好者、关心健康的读者阅读参考。

　　在从事中医针灸临床工作的 20 多年中，我经常遇到这种情况，很多患者在我这儿治疗效果不错，回去后病情又反复，这时我们就会建议患者采取穴位刺激按摩的方法在家保健，但是患者反馈说自己取穴取不准，疗效没有专业治疗好。于是我萌生了写书的想法，我们针对治疗中经常遇到的 30 多种病症，教授读者一些取穴简便、操作简单的穴位，这些穴位像我们身体的"开关"，具有非常明显的效果，并且疗效确切，读者可以在家自己刺激按摩穴位，就会收到意想不到的效果！

　　在给患者诊治的过程中，我最大的感触是，很多患者缺乏对疾病的了解，缺乏关于中医针灸的基本知识。如今快节奏的工作生活，一些常见、多发的疾病和症状反复发作，为患者的日常生活带来不小的困扰。如何让患者掌握中医基本知识，在家中采用简便有效的针灸、按摩方法，进行自我保健和治疗，促进全民健康终极目标的实现。

针灸疗法作为我国传统医学的重要组成部分，一直被大众普遍认可和接受。腧穴是针灸基础理论之一，是人体脏腑经络气血输注出入的特殊部位。很早以前，我国古代医学家就知道人体表面有一些特殊的点，既能够反映疾病，同时也对一些疾病有特殊的治疗效果，在长期实践过程中形成了腧穴学的完整理论体系。因此，我们可以认为穴位是人体的"开关"，在这些"开关"上进行艾灸、放血、按摩等刺激，可以广泛应用于日常病症的防治。本书以内科、外科、妇科及儿科等常见病症进行分类，针对某一病症分别从具体应用场景、穴位的精准定位、不同证型穴位的不同操作方法及实例分享几方面介绍，尤其是关于穴位刺激操作方法方面，图文并茂，常见、多发病症配有操作视频，简单易学，很适合针灸爱好者和广大关心健康的读者使用。

　　本书旨在传统针灸理论的基础上，针对常见病症，提供一些在腧穴上简便易行的操作方法，从而让广大读者了解与实践腧穴养生保健的方法。

　　限于水平与时间，不足之处在所难免，望广大读者批评、指正。

中国中医科学院针灸医院　赵宏　主任医师
2018 年 8 月于北京

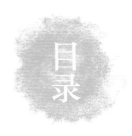

目录

内科病症

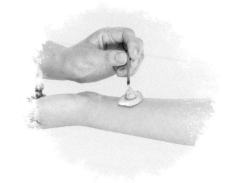

第二讲

皮肤科病症

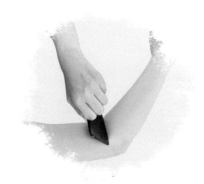

第三讲

五官科病症

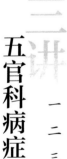

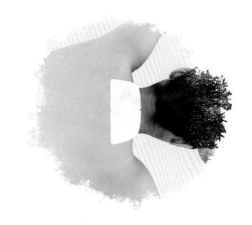

第四讲 外科病症

第五讲 妇科病症

第六讲

儿科病症

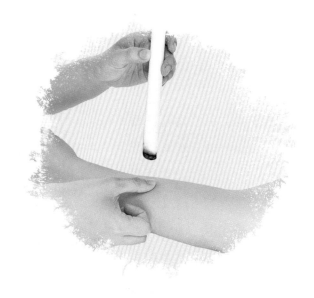

第一讲

内科病症

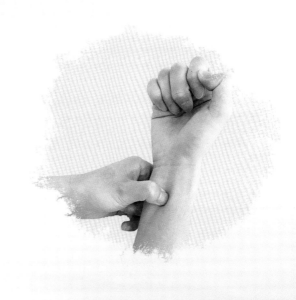

止咳的开关
孔最

咳嗽是一种保护性呼吸反射动作，可以排出呼吸道分泌物或异物，保护呼吸道的清洁和通畅，因此，咳嗽一般是一种有益的动作，在一般情况下，对轻度而不频繁的咳嗽，只要将痰液或异物排出，就可以自然缓解，无须治疗。但是，对那些无痰而剧烈的干咳，或有痰而过于频繁的剧咳，不仅增加患者的痛苦，影响休息和睡眠，增加体力消耗，甚至促进病症的发展，产生其他并发症，对健康有着很大的负面影响。

生活中很多人咳嗽了，不懂得辨证自己的咳嗽类型，而且总是胡乱挑选并服用具有止咳化痰等功效的止咳药，结果不仅病情没有好转，咳嗽反而越来越厉害。中医认为，根据引起咳嗽的原因，可以分为外感咳嗽和内伤咳嗽。在具体辨证分型上，又有风寒袭肺、风热犯肺、风燥伤肺、痰湿蕴肺、痰热郁肺、肝火犯肺、肺阴亏耗等几个证型。对于以上几种证型，人体的某些腧穴，例如孔最，具有很好的缓解咳嗽的效果，既可以止咳，又能够行气化痰。当然，对于不同的中医证型，所采用的治疗方法以及操作细节会有所不同。

取穴　孔最。

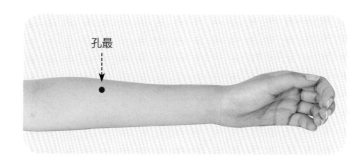

孔最

腧穴
定位　前臂掌面桡侧，尺泽穴与太渊穴连线上，腕横纹上 7
寸处。

简便
取穴　伸出前臂，于尺泽与太渊连线的中点向上 1 寸，当桡骨
内侧缘处取穴。

功效　清热止血，润肺理气。

操作方法 1

直接灸：将艾绒搓成底面直径约 0.2 厘米，高 0.2 厘米的圆
锥体，进一步将艾绒捏实，放置在孔最穴处。如艾炷放置不稳，
可以在局部皮肤处涂上蒜汁，便于将艾炷黏附。

用线香将艾炷点燃，待艾
炷将要燃烧完，局部自觉灼痛
时，可用小镊子将艾炷移开，
放置第 2 个艾炷，继续施灸。

一般根据体质和疾病轻重
选择施灸的艾炷数量，灸 3～5
壮即可。

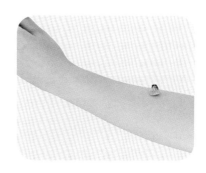

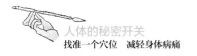
操作方法 2

悬灸： 选用一根艾条，在一端点燃，将点燃的一端置于孔最穴皮肤上方约1厘米处施灸。施灸过程中如自觉皮肤灼热疼痛，可将艾条适当远离皮肤表面，待灼痛感缓解后继续施灸。每次灸5～10分钟。

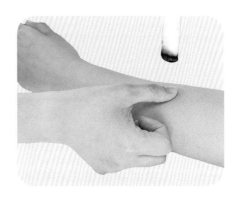

疗　　程 • 每天1次，直至热汗出，咳嗽止。

注意事项 • 艾灸期间要时刻注意观察皮肤的变化，防止烫伤。

• 灸后若出现口干等症状，表明施灸量过大，可以适当减少施灸的数量和次数。

一语
道破

　　孔最穴是手太阴肺经的郄穴，功善止血、止痛，有宣通肺气、开泄腠理、理气止血之功，可治疗外邪袭肺、肺脉壅遏所致的诸多症状及出血症。《铜人腧穴针灸图经》曰："治热病汗不出，此穴可灸三壮即汗出；咳逆，臂厥痛，针三分，灸五壮。"这句话的意思是说，如果热病汗出不来，在孔最穴上灸3壮就可以出汗了；如果是咳嗽气逆、前臂疼痛等症状，可以在该穴处采用针刺的方法，针刺深度 3 分，艾灸 5 壮。**孔最穴**除了能够止咳外，平时按压或者艾灸该穴，还有宣肺理气的效果。

患者女，55 岁，平素身体较差，易感冒。此次受凉感冒后出现咳嗽症状 1 个月余，夜间、晨起时咳嗽加重，讲话、遇冷空气时加重，咳痰量少，痰色白，畏寒，自觉胸部憋闷，舌淡红，苔薄白，脉沉细。辨证属风寒袭肺。在孔最穴处皮温较低，压痛明显。予孔最穴直接灸，灸后患者自觉热感向上肢传导至腋下。艾灸 4 壮后孔最穴处发热，全身汗出，咳嗽立止。复诊时患者诉，第 2 天晨起后，咳嗽未再发作。

感冒后，很多人会遗留有咳嗽症状，严重者持续 1~2 个月的时间，迁延不愈。在治疗这种时间较久的咳嗽时，应该针对咳嗽伴随的症状选择对应的治疗方法。若咳嗽气息急促，喉中有痰声，痰多黏稠或为黄痰，咳吐不爽，或咳吐血痰，口干口苦，舌苔薄黄腻者，多数为痰热壅肺，可以在孔最穴艾灸配合背俞穴拔罐治疗以清热化痰，孔最穴艾灸的时间和艾灸量要适当减少。若喉痒干咳，无痰或痰少而粘连成丝，咳痰不爽，或痰中带有血丝，咽喉干痛，唇鼻干燥，口干，手足心热，舌质红干而少津者，多为燥邪伤肺，可以配合口服养阴清肺丸治疗，孔最穴艾灸的量也要适当减少。此患者咳声重浊，咯痰稀薄色白，舌苔薄白等，辨证属风寒袭肺，采用孔最穴艾灸疗法疗效最佳，在孔最穴处艾灸可以起到宣散寒邪、止咳平喘的效果。

平喘的开关

天突
定喘

喘即气喘、喘息，临床表现为呼吸困难、气急，甚至张口抬肩、鼻翼扇动、不能平卧。喘常见于支气管哮喘、喘息性支气管炎以及其他慢性呼吸道疾患。患者在支气管过敏的情况下，只要受到一点刺激就会有反应。

而支气管受到刺激后会引起收缩，支气管黏膜肿大并分泌黏液，经过一连串的作用后，支气管内径会变得狭窄。如此一来，只有极少数的空气可以通过，因而引起喘鸣及呼吸困难。喘证若得不到及时的治疗和控制，则会有生命危险。

针灸在降气平喘方面有一定的优势，当患者出现喘证，来不及送医院急救时，可以在腧穴上采用针刺、指压、拔罐的方法治疗，具有较好的降气平喘效果。还有一种情况，患者患有慢性呼吸系统疾病，临床上以长期咳痰或伴有喘息及反复发作为特征。这种情况适合在腧穴上采用穴位贴敷、艾灸、拔罐的方法治疗，除了能够平喘以外，还可以扶助正气，健脾益肾，具有预防复发的效果。

取穴　　天突、定喘。

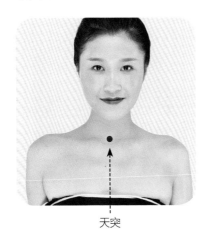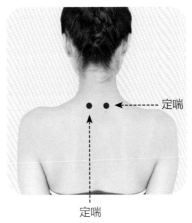

天突

定喘

定位　　**天突**：仰靠坐位，在颈部，当前正中线，胸骨上窝中央。

　　　　定喘：在背部，第 7 颈椎棘突下，旁开 0.5 寸。

简便
取穴　　**天突**：仰靠坐位，喉结之下可摸及一凹陷，即为本穴。

　　　　定喘：坐位低头，颈背交接处椎骨有一可随颈部左右摆动而转动的高突即为第 7 颈椎棘突，旁开半横指（拇指指间关节部位横径约为 1 寸），即为本穴。

功效　　宽胸理气，通利气管，降痰宣肺，定喘止哮。

操作方法 1

　　针刺法：选用 1.5 寸毫针，在天突穴先直刺 0.2 ~ 0.3 寸，然后将针尖转向下方，沿胸骨后壁刺入 0.1 ~ 0.5 寸。在定喘穴直刺入 1.0 寸，以患者有酸麻重胀针感为度。

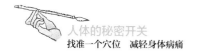
操作方法 2

指压法：没有条件采用针刺方法治疗时，可采用指压法。用拇指在天突穴处用力点按，持续按压 30 秒后放松双手，休息 10 秒再进行点按。共点按 10 次，直至症状缓解。也可用示指（食指）或中指指腹点按定喘穴，点按方法同天突穴，直至症状缓解。

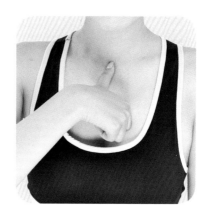

操作方法 3

拔罐法：选用大号玻璃罐或抽气罐，在定喘穴处拔罐，留罐10 分钟后起罐。

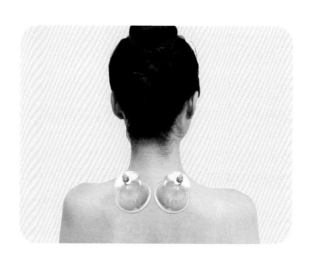

操作方法 4

穴位贴敷法：将白芥子、甘遂、延胡索、细辛等药物共研细末，姜汁、蜂蜜适量调制成膏状，用胶布固定于定喘穴处 2 ~ 4 小时。

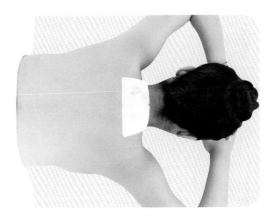

疗　　程 • 灸法每日 1 次或隔日 1 次；穴位贴敷法每周 1 次或 2 次即可。

注意事项 • 针刺天突穴时要注意针尖的方向，避免刺伤局部组织。

• 天突穴和定喘穴的针刺操作需要一定的技巧和熟练度，未经过专业训练的人员，禁止在以上两个穴位处针刺。

• 拔罐时间不宜过长，以免局部皮肤起疱。

• 穴位贴敷时间不宜过长，如出现发疱，应及时进行无菌处理，防止感染。

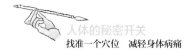
天突别名玉户，是气机出入的通道，就像胸腔开在外面的烟囱，此穴通利肺气，与呼吸密切相关。定喘为经外奇穴，现代常用来治疗支气管哮喘、支气管炎等，两穴配合应用，止咳定喘效果尤佳。

患者，女，40岁，患过敏性鼻炎10余年，喘息性支气管炎病史10年。患者每于春季、秋季发作，症见呼吸困难、气喘、鼻塞、打喷嚏，发作时需要向口腔喷激素类药物，症状方可缓解。第1次就诊时呼吸困难较重，不能平卧，喘憋。采用口腔喷雾剂后症状无明显缓解。患者坐位，**在天突穴、定喘穴处予以针刺治疗**，患者自觉针感强烈，留针30分钟，留针期间气喘症状逐渐缓解，取针后患者可平卧。为求进一步治疗，缓解哮喘发作，患者坚持治疗近1年。发作期以止咳平喘为法，缓解期治疗以扶助正气、健脾益肺为法，并在三九天予以穴位贴敷治疗。治疗1年后发作次数明显减少，发作时症状减轻。

喘证的治疗应根据分期和疾病的虚实分别进行。在发作期以降气平喘为法，缓解期治疗以扶助正气为法。喘证的辨证还应当分清虚实。实喘者呼吸深长有余，呼出为快，气粗声高，伴有痰鸣咳嗽，脉数有力，病势多急；虚喘者呼吸短促难续，深吸为快，气怯声低，少有痰鸣咳嗽，脉象微弱或浮大中空，病势徐缓，时轻时重，遇劳则甚。实证以针刺、拔罐方法为主，虚证以艾灸、贴敷治疗为主。应根据以上喘证的虚、实证型，在腧穴上分别采用不同的方法，才会取得很好的疗效。

取暖的开关

大椎

怕冷是现代人比较常见的一个症状。现在不少人一到了冬天，就手脚冰凉，甚至钻被窝里躺半宿都暖和不过来，采用多穿厚衣服、每天泡脚的方法，也只能起到暂时的效果。还有一种情况，因受风受凉后治疗不得当，以至于寒邪留滞体内，加上身体阳气不足，出现常年畏寒、怕冷、怕风，在空调环境或者冬天，经常出现感冒、肩背疼痛等症状。

我们的身体上有一个小火炉，那就是大椎穴。大椎穴具有益气温阳的效果，无论是对于手脚冰凉，还是全身畏寒的情况，都有很好的保暖效果。

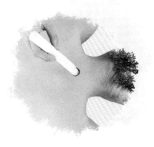

取穴	大椎。
定位	后正中线上，第7颈椎棘突下凹陷中。
简便取穴	坐位低头，颈背交接处椎骨有一处可随颈部左右摆动而转动的高突，即为第7颈椎棘突，棘突下有一凹陷即为本穴。
功效	温阳行气，清热解表。

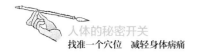

大椎

操作方法 1

戴围巾法：大椎穴在上背部，是阳气汇集的地方，也是身体最容易受寒邪侵袭的地方。当寒邪、风邪侵袭人体的时候，最容易进入身体的门户就是上背部。因此，采用围巾把大椎穴及上背部围住，既能够保证外邪不得入侵，同时又能顾护阳气，起到保暖的效果。戴围巾是最简单的取暖方法，尤其适合于老年及阳虚的人群。

操作方法 2

吹风机法：当感冒初起时，很多人会首先出现后头部和上背部的酸痛不适。在这种情况下，可以采用吹风机法。选用吹风机最小的风力档，热风模式，将吹风机对准大椎穴，距离大椎穴10厘米左右，持续吹5～10分钟，直到大椎穴处皮肤微微发红，或者上背部和头部微微汗出，就可以停止了。采用这样的方法，能够预防感冒进一步加重，同时有很好的温阳效果。当家里没有艾灸等材料时，可以采用吹风机法治疗。

操作方法 3

悬灸：选用一根艾条，在一端点燃，将点燃的一端置于大椎穴皮肤上方约1厘米处施灸。施灸过程中如自觉皮肤灼热疼痛，可将艾条适当远离皮肤表面，待灼痛感缓解后继续施灸。每次灸5～10分钟。

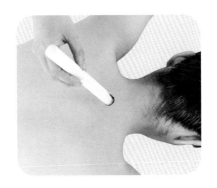

疗　　程 • 吹风机法可以每天1次或隔日1次，直至症状缓解。悬灸法每天1次或隔日1次。

注意事项 • 以上方法均适用于寒证、虚证，若是表现为口干、咽喉疼痛等热证时，不能使用以上方法。
• 采用吹风机法和悬灸法治疗后，有的人会出现咽喉发干、双眼分泌物增多、出汗过多等症状，应该是治疗过量的表现，可以适当减少治疗的时间和频次，直到症状消失。
• 艾灸期间要时刻注意观察皮肤的变化，防止烫伤。

一语
道破　　　督脉为"阳脉之海"，总领一身之阳气，而大椎穴为"三阳、督脉之会"，也就是说，全身的阳气都在大椎穴处交汇。刺激大椎穴就是打开全身暖气的总开关，能达到调节全身阳气的目的。

一用
就灵　　　患者，男，43岁，全身怕冷伴关节疼痛10余年。患者年轻时在部队工作生活，长年驻扎在严寒之地，也

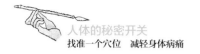

曾多次在寒冷潮湿的环境下进行重体力劳动。10余年前逐渐出现全身怕冷，自诉从骨头里往外透着冷，穿多厚的衣物都不能缓解，伴有关节疼痛，遇寒加重。曾采用多种方法治疗，症状无缓解，反而随着年龄的增长逐渐加重。我们在对患者进行诊治时，发现患者大椎穴处和神阙穴处皮肤的温度明显低于其他位置。因此，在针刺的基础上，我们采用**大椎穴、风门穴处温针灸和隔姜灸**的方法进行治疗。治疗第1次后患者自诉觉得比以前更冷，后背部瘙痒，但大椎穴处的皮肤温度较以前略有升高。我们考虑患者出现上述症状是艾灸后寒邪和阳气正邪交争的表现，嘱患者不要着急，继续治疗。在以后的治疗中，我们延长了每次艾灸治疗的时间，每次艾灸40分钟，同时加大了艾灸量，每次艾灸4壮。治疗2周后，患者怕冷的症状逐渐缓解，关节疼痛的程度也逐渐减轻。后经过3个月的治疗，症状逐渐消失。

　　此患者由于年轻时深处严寒之地，调摄失当，以至于寒邪侵袭于内。寒为阴邪，阴寒偏盛，阳气不仅不足以祛除寒邪，反为阴寒所侮，所以阳气受损，失去温煦的功能，因此，全身出现明显的怕冷症状。**艾灸大椎穴具有很好的温煦阳气的效果**。此患者因阴寒内生，阳气不足，艾灸治疗后阳气被鼓舞，正邪交争，治疗早期反而出现畏寒症状加重。经过一段时间的治疗后，患者阳气日益充盛，驱寒邪外出，因此怕冷、关节疼痛等症状逐渐缓解。此外，该患者在治疗初期汗出较多，到了后期汗出逐渐减少，直至不再汗出，这是阳虚患者艾灸后比较常见的反应。在艾灸过程中应细细体会症状的变化，根据症状随时调整艾灸的治疗时间及灸量。

四

止吐的开关

内关

呕吐是消化道疾病常见的症状，临床常与恶心合并出现。呕吐次数过多，会引起电解质紊乱、脱水、消瘦等问题，并且严重影响生活质量。临床出现呕吐的原因较多，如进食过量所致的消化不良，急、慢性胃炎，胆道疾患，腹腔脏器急、慢性炎症，神经官能症、妊娠反应等，应根据引起呕吐的原因进行对症治疗。刺激某些腧穴有一定的止吐效果，尤其适用于神经官能症、功能性消化不良，急、慢性胃炎，放疗、化疗所致的呕吐，以及呕吐严重难以服药的患者。

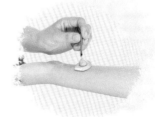

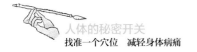
取穴　内关。

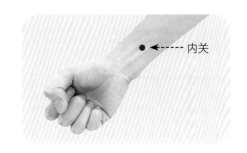

内关

定位　前臂掌侧，曲泽和大陵连线上，腕横纹上 2 寸，掌长肌腱与桡侧腕屈肌腱之间。

简便
取穴　微曲握拳，手臂内侧可摸到两条明显的条索状筋，从腕横纹向上量两横指，两筋之间凹陷处，即是本穴。

功效　益心安神，和胃降逆，宽胸理气，镇定止痛。

操作方法 1

掐按内关穴：用一个手的拇指指腹掐按住对侧上肢内关穴，持续按压 1 分钟，局部会出现酸麻重胀感。按压 1 分钟后将手指稍稍抬起，休息 5 秒钟，继续按压 1 分钟。如此反复操作，每次 20～30 分钟，直至呕吐停止。

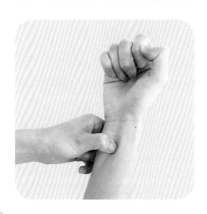 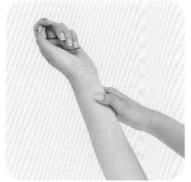

操作方法 2

隔姜灸：把生姜切成约 0.2 厘米厚的薄片置于内关穴，将艾绒搓成底面直径约 0.2 厘米，高 0.2 厘米的圆锥体，进一步将艾绒捏实置于姜上，每穴 20 分钟。

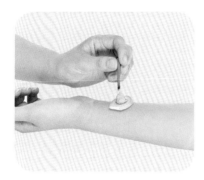
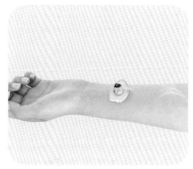

疗　　程 • 每日 1 次，或隔日 1 次。

注意事项 • 呕吐也是身体祛除有害物质的一种保护性反应，对因食积、药物中毒等引起的呕吐，可以暂时不予以治疗。对于顽固的呕吐，若治疗效果不佳，应进一步检查，明确是否有其他疾病的可能。
• 用手指按压时切勿用力过度，损伤局部皮肤。
• 隔姜灸用的姜应选用新鲜的老姜，宜现切现用，不可用干姜或嫩姜。
• 施灸的量，宜根据病证的虚实寒热而定。呕吐属虚证者，表现为乏力消瘦，倦怠萎靡，神疲懒言；呕吐属寒证者，由过食寒凉之物引起，表现为上腹部冷痛，两者都可以适当增加艾灸的时间和灸量。

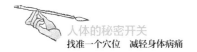
一语
道破

　　内关为手厥阴心包经上的重要穴位之一，是心包经的络穴，有益心安神、和胃降逆、宽胸理气、镇定止痛的作用，是多种疾病按摩治疗时的首选穴。内关穴也是八脉交会穴之一，通于阴维脉，阴维脉联系足太阴、足少阴、足厥阴经并会于任脉，还与阳明经相合，以上经脉都循行于胸脘胁腹，故内关善治胸痛、胁痛、胃痛、心痛、结胸、反胃、胸脘满闷、胁下支满、腹中结块等胸腹部的疾病。

一用
就灵

　　患者，女，51岁，呕吐1周。患者因肺癌行化疗后出现呕吐，不想进食，进食饮水后即出现呕吐，伴恶心，体重减轻，精神萎靡，乏力。因患者身体较弱，不能来医院就诊，家属代替患者来医院咨询，采用什么样的方法能止住呕吐？建议患者采用**内关穴隔姜灸**治疗，现场教会家属内关穴的取穴方法和隔姜灸的操作方法。1个月后患者在家属陪同下来医院就诊，诉在家中每天坚持艾灸治疗，呕吐症状逐渐缓解，进食量逐渐增加，乏力改善明显。因此，希望来医院进一步治疗。通过此病例，我们可以看到，对于肿瘤放、化疗的患者，隔姜灸除了有降逆止呕的作用外，还有一定的扶正补益效果，对于全身症状的改善作用也很明显。

通便的开关

天枢
上巨虚
下巨虚

便秘是临床常见的症状，主要是指排便次数减少、粪便量减少、粪便干结、排便费力等，如超过6个月即为慢性便秘。由于现代人进食过于精细，久坐缺乏活动，便秘已经成为了一个非常普遍的症状。长期便秘的患者，经常有腹胀、肚子不舒服的感觉，严重的甚至得借助药物灌肠以辅助通便，影响了患者的生活质量。此外，由于体内的代谢废物和毒素会被再次吸收，长期便秘还会出现皮肤痤疮、口臭、肥胖等问题。很多便秘的人都有用力排便的习惯，排便时用力，血压会比平常高，机体的耗氧量增加，老年人容易发生心绞痛、心肌梗死、卒中、猝死等意外。人体有一些行气通便的腧穴，刺激这些穴位，对于胃肠道有双向的改善作用，既能通便，也能止泻。

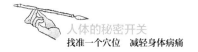
取穴 ┃ 天枢、上巨虚、下巨虚。

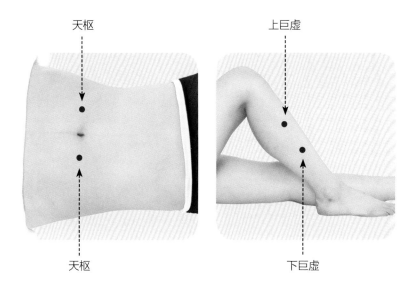

天枢

天枢

上巨虚

下巨虚

定位 ┃ **天枢**：在腹中部，脐中旁开 2 寸。

上巨虚：在小腿前外侧，当犊鼻下 6 寸，距胫骨前缘 1 横指（中指）。

下巨虚：在小腿前外侧，当犊鼻下 9 寸，距胫骨前缘 1 横指（中指）。

简便
取穴 ┃ **天枢**：脐中旁开约两横指的位置，左右各一。

上巨虚：足三里下 3 寸。

下巨虚：上巨虚下 3 寸。

功效 ┃ 疏调脏腑，理气消滞。

操作方法 1

按揉摩腹：将手掌或掌根部放置在天枢穴上，向下用力，带动天枢穴处的皮肤和皮下组织，连续做点、按、揉的动作1分钟，使天枢穴处产生酸、麻、胀、重或者走窜等得气感觉，持续数秒后松开手掌，休息10秒，然后再重复以上动作用力按揉，每次治疗30分钟。

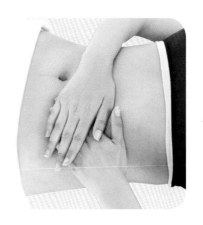

操作方法 2

刮痧法：取适量刮痧油，用刮痧板在小腿外侧涂抹均匀。患者仰卧位，使用刮痧板的边缘，采用直线刮法，由上至下刮拭小腿外侧足阳明胃经循行区域，从足三里处刮至下巨虚处，共刮

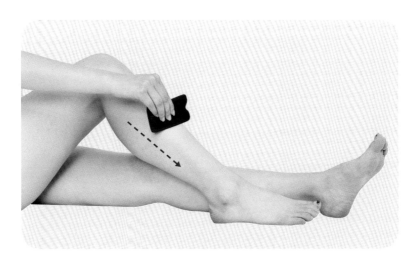

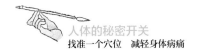

5～10次，直至局部皮肤微红。在上巨虚穴、下巨虚穴处用刮痧板的棱角进行点按，每次点按3～5分钟。

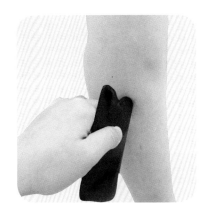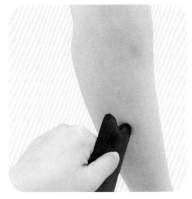

疗　　程 · 按揉摩腹法可每天操作1次，刮痧法1周2次或3次。

注意事项 · 采用刮痧法和按揉摩腹法治疗时，应把握操作时间，避免在过饱、过饥状态下进行操作。

· 刮痧时用力不宜过强，防止皮肤损伤。

· 便秘的调理需要同时配合饮食结构的调整和生活习惯的改变，适当进食粗纤维的食物，适当运动。

· 以上方法对于功能性便秘有效，对于出口梗阻型便秘及其他器质性疾病引起的便秘，应积极治疗原发疾病。

一语
道破
　　天枢穴能沟通胸腹之气的运行，起疏通调理胃肠腑气的作用，治疗腹胀、腹泻、腹痛、便秘、消化不良等

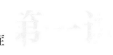

胃肠病症，并通过疏通调理胃肠腑气来补益脾胃，使气血生化，起到补虚培元的作用。《古法新解会元针灸学》这样解释天枢："天是上部之气，枢是枢纽，负责转输，可以上通肺金转浊气出肠。谷门，是水谷消化津液出入之门，大肠与胃化阴通脏之募也。"《千金方》记载："天枢，主冬月重感于寒则泄，当脐痛，肠胃间游气切痛。"上巨虚、下巨虚：上相对于下而言。巨，巨大；虚，空虚。本穴原名"巨虚上廉"，指本穴在胫骨、腓骨间之巨大空隙处，跷足抬脚，两穴在巨大空隙处之上方，故名。

患者，男，65 岁，便秘 10 余年，加重 1 年。患者因年轻时久坐，逐渐出现便秘症状，大便数日一行，每次排便费力，大便干燥，成羊屎球状。每周需定期使用灌肠剂，才能保证顺畅排出大便，伴腹胀、进食少、乏力等症状。患者曾口服中药，症状改善不明显。就诊时患者腹部紧张，按压腹部可在横结肠和降结肠体表投影位置处扪及多个粪块。在上巨虚处按压时，患者感觉到明显的酸痛、胀痛，于是在天枢、上巨虚、下巨虚等穴进行针刺治疗，起针后患者排气较多，诉第二天排出少量粪便。但因路途遥远，不能长期来医院就诊针灸治疗，于是询问按摩的方法。教给他**按摩天枢穴和在上巨虚穴、下巨虚穴处刮痧**的方法，操作一段时间后，便秘症状较之前改善，可以不用灌肠药物辅助排便。

便秘从中医辨证来讲，可以分为虚实两类，其中实证便秘包括热秘、气秘；虚证便秘包括气虚便秘、阴虚便秘和阳虚便秘三种类型。**热秘**主要表现为大便干结，

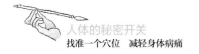

腹中胀满，疼痛拒按，面赤身热，口干口臭，心烦口渴，渴欲饮冷，小便短赤，舌干、红，苔黄燥，脉数。**气秘**主要表现为大便干结，或不甚干结，欲便不得出，或便而不爽，腹中胀痛，肠鸣矢气，嗳气频频，纳食减少，胸胁痞满胀痛，或经期乳胀，或呕吐上逆，舌苔白腻，脉弦紧。**气虚便秘**表现为大便并不干硬，或虽有便意，但临厕努挣而汗出气短，便后乏力，面白神疲，肢倦懒言，语声低怯，舌淡嫩，苔薄白，脉细弱。**阴虚便秘**表现为大便干结，如羊屎状，口燥咽干，渴不欲饮，头晕耳鸣，两颧红赤，手足心热，心烦少眠，潮热盗汗，形体消瘦，腰膝酸软，舌红少苔，脉细数。**阳虚便秘**表现为大便干或不干，排出困难，面色㿠白，腹中冷痛，四肢不温，或腰膝酸冷，小便清长，舌淡苔白，脉沉迟。

老年人的便秘以虚证为主，综合该患者的临床表现，为气虚兼阴虚便秘。在天枢穴、上巨虚、下巨虚穴位处进行按压或者刮痧，无论对于哪种证型的便秘，都有一定的效果；但是对于热秘、阳虚便秘、阴虚便秘来说，配合中药治疗，疗效会更好。

止泻的开关

神阙

肠道不适可引起两类明显症状：便秘和泄泻。便秘是指粪便在肠内滞留过久，秘结不通，排便周期延长，或周期不长，但粪质干结，排出困难，或虽有便意，但便而不畅，多由大肠传导失常、气机不畅所致；而泄泻是指排便次数增多、粪质稀溏或完谷不化，甚至泻出如水样，多由脾虚湿盛、肠道功能失司而发。二者都可由外邪、饮食、情志等因素引起，虽症状相反，但都以便次、便质、排便周期的改变为主要特点。泄泻可发生于各个年龄段、各个季节，明代《景岳全书》中提及"泄泻之本，无不由于脾胃"，婴幼儿"脾常不足"，中青年以脾肾阳虚居多，老年人身体功能逐渐衰退，脾胃功能欠佳，都可能会导致泄泻的出现，止泻的关键还是调理脾胃，巩固后天之本。

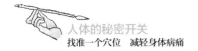
取穴 ▌神阙。

定位 ▌腹部，脐中央。

功效 ▌疏通经络，条达脏腑，扶正祛邪，调整阴阳。

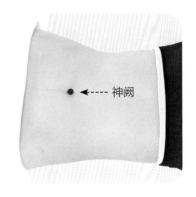

←---- 神阙

▌ 操作方法 1

悬灸、艾盒灸：艾条点燃，悬置于神阙穴上方3厘米左右处，灸20分钟，至局部微红略有汗出；或将点燃的艾条放于艾盒中，将艾盒放置于穴位处，灸20分钟。

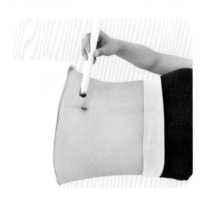

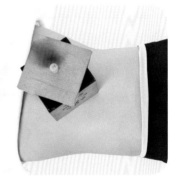

▌ 操作方法 2

隔物灸（姜、盐、附子饼等）：在神阙穴上放置约0.1厘米厚生姜片（以针刺数个小孔）或附子饼，或在神阙穴中添满细盐再覆以生姜片，将艾绒搓成底面直径约0.2厘米、高0.2厘米的圆锥体，进一步将艾绒捏实置于姜上点燃，艾灸20分钟。

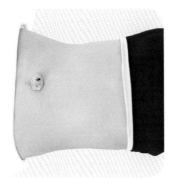
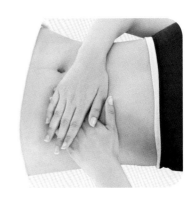

操作方法 3

按摩揉腹：平躺在床上，以掌根覆盖脐部，力度由轻到重缓慢揉动，带动局部的皮肤和皮下组织，可适当点按天枢穴，按揉点按不超过 20 分钟，若出现局部发热或肠鸣音明显，均属于正常现象，不必担心。

腹部按揉一般可以选择晚上入睡前或者晨起的时候。揉腹前应该排空小便，不适合在过饱或者过于饥饿的情况下进行。

操作方法 4

中药贴敷：白术、白芍、蛇床子、延胡索、黄连、淫羊藿以 2：2：2：2：1：1 研成细末，取上述药粉 3 克，加少量凡士林，填充于神阙穴，用胶布封贴，6～12 小时为宜。

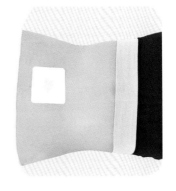

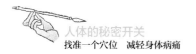

疗　　程 • 灸法、贴敷每日1次或隔日1次，按摩揉腹每日多次。

注意事项 • 急性腹泻也是身体祛除有害物质的一种保护性反应，由于食积、饮食不当引起的腹泻，可以暂时不予以治疗。对于长期慢性腹泻，如果常规治疗效果不佳，应进一步检查，明确病因。

• 治疗期间，饮食宜清淡，禁牛奶、辛辣及油腻或不消化的食物。

• 平时注意脐部的保暖，切勿贪凉，影响疗效。

• 艾灸应以自身耐受为宜，如果有灼热感，可调高艾灸距离或变动位置，以免烫伤。

• 隔姜灸容易烫伤，施灸前、施灸后都要涂少许跌打万花油预防烫伤。

• 姜片的厚薄，宜根据部位和病症而定。一般而言，面部等较为敏感的部位，姜片可厚些；而急性或疼痛性病症，姜片可切得薄一些。

• 按揉摩腹法治疗时，应把握操作时间，避免在过饱、过饥状态下进行操作。

• 中药贴敷皮肤敏感者可缩短时间，皮肤耐受性好的人可适当延长，但最好不超过24小时，一般可连用2～7天。急性病变、体内有湿热、肚脐有炎症或皮肤严重过敏的人，不宜使用这种方法治疗。

• 空腹或餐后也不宜马上实施中药敷脐。

神阙穴是人体生命最隐秘、最关键的要害穴窍，是人体的长寿大穴。神阙穴为任脉上的阳穴，命门为督脉上的阴穴，二穴前后相连，阴阳和合，是人体生命能源的所在地，所以，古代修炼者把二穴称为水火之宫。神阙穴与人体生命活动密切相关。我们知道，母体中的胎儿是靠胎盘来呼吸的，属先天真息状态。婴儿脱体后，脐带即被切断，先天呼吸中止，后天肺呼吸开始。而脐带、胎盘则紧连在脐中，没有神阙，生命将不复存在。神阙，是君主所居住的宫殿的门，"神阙"就是元神的门户。《会元针灸学》中写道："上则天部，下则地部，中为人部，两旁有气穴、肓俞，上有水分、下脘，下有胞门、横户，脐居正中，如门之阙，神通先天。父母相交而成胎时，先生脐带如荷茎，系于母之命门，天一生水而生肾，状如未出水之莲花，顺五行以相生，赖母气以相转，十月满胎，则神注入脐中而成人，故名神阙。"

神阙穴隶属任脉，与冲脉相交会、与督脉相表里。任脉、督脉、冲脉为"一源三歧"，三脉经气相通。同时，任脉与督脉周循全身，分别总督阳脉与阴脉，内联五脏六腑，外连四肢百骸，内通外联，承上启下，在防治疾病中具有十分重要的作用。

王执中在《针灸资生经》三卷中记载：自己患有经常腹痛的毛病，疼痛缓解后就会便溏不止，久久不能好转于是他选择灸脐中，即神阙穴，灸完就觉得好转，不再频繁如厕，并且他还进一步说明"脐中第一，三阴交等乃其次也"。也就是说，在治疗腹泻的时候，神阙穴

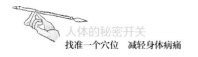
是最重要的，三阴交等其他腧穴都是起到次要的治疗作用。

神阙穴为任脉之穴，本来就是先天的结缔、后天的气舍，乃真气所系之处，为经络之总枢、经气之汇海，故具有疏通经络、调达脏腑、扶正祛邪、调整阴阳之效。

"阙"是正门、中门的意思，因为这个穴位内部连通着大肠和小肠，都是人体传导运转的关键部位，所以这个穴位对人体的意义十分重大。**艾灸神阙穴**，能驱散中焦寒邪，通经化瘀，改善常年腹泻的症状。神阙穴居人体正中，为任脉上的要穴，任脉为"阴脉之海"，通过督脉与一身阳气相通，且任脉与督、冲二脉同起于少腹，另有足阳明胃经夹脐，足太阴之筋结于脐，足少阴肾经与冲脉夹脐上行，足厥阴肝经上行入脐中，可谓一穴而系全身，故有"脐通百脉"之说。神阙穴具有培补元阳、回阳救逆、养生延年之效，临床上广泛应用于元阳不足，脏腑虚损的各种相关疾病，比如以下四类人群：❶身体虚弱者，这类人身体虚弱，容易生病，瘦弱体态，面色苍白或者萎黄，胃口差、消化不好，容易失眠和健忘；❷宫寒、痛经的女性，以及遗精、早泄、精冷和不育的男性；❸气虚不固者，多为呼吸短促、容易流鼻血、皮肤经常出现瘀血斑，女性则容易经血过多，自汗；❹脾运不足者，经常胃酸、胃胀、胃痛、消化不良、食欲不振、呕吐、呃逆。

消肿的开关
阴陵泉

组织间隙或体腔内过量的体液潴留称为水肿，通常所称的水肿指的是组织间隙内的体液增多，体腔内体液增多则称积液。水肿可表现为局部性或全身性，全身性水肿往往同时有浆膜腔积液，如腹水、胸腔积液和心包积液。中医认为，水肿是体内水液潴留，泛滥肌肤，以局部甚至全身浮肿为特征，水肿发病多由于肺失通调、脾失转运、肾失开阖、三焦气化不利。

由于引起水肿的原因不同，需要进行的治疗也不尽相同。对于血管神经性的水肿，或者已经明确诊断、经对症治疗效果欠佳的情况，以及下肢长时间保持同一姿势出现的肿胀，这些时候可通过刺激"消肿穴"阴陵泉让气血顺利通行。

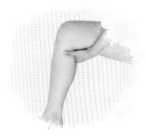

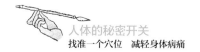
取穴　　阴陵泉。

定位　　在小腿内侧，胫骨内侧
　　　　髁后下方凹陷处。

简便　　用拇指沿小腿内侧骨内
取穴　　缘由下向上推，在小腿
　　　　内侧骨向上弯曲处可触
　　　　及一凹陷，即为本穴。

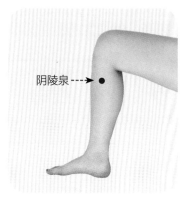

阴陵泉---●

功效　　清热利湿，健脾理气，益肾调经，通经活络。

操作方法 1

按揉：屈膝，用拇指按揉阴陵泉 2 ~ 3 分钟，松开休息 5 秒，再按揉 2 ~ 3 分钟，反复 3 ~ 5 次。

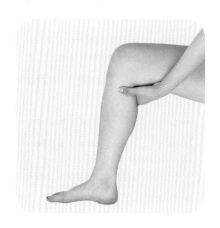

操作方法 2

悬灸：选用一根艾条，在一端点燃，将点燃的一端置于阴陵泉皮肤上方约 1 厘米处施灸。施灸过程中如自觉皮肤灼热疼痛，

可将艾条适当远离皮肤表面，待灼痛感缓解后继续施灸。每次灸
5～10分钟。

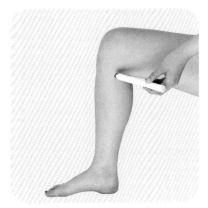

疗　　　程	每日1次或隔日1次。
注意事项	引起水肿的原因比较复杂，一定要在明确诊断的基础上，再采用穴位按揉或者艾灸的方法治疗。
	全身性水肿的患者，一般状况较差，在按揉时要注意防止皮肤破损，艾灸期间要时刻注意观察皮肤的变化，防止烫伤。
	尽可能不要长期保持同一个姿势，多活动有利于全身的气血循环，避免身体僵硬。

一语
道破　　　泉，水原也。穴属水，在膝下内侧辅骨下陷中，足太阴脉气汇合之处，穴与阳陵泉相对，膝盖突起如山陵，陵起于上，泉出于下，穴当其处，故命名为阴陵泉。阴陵泉为脾经合穴。《百症赋》记载："阴陵、水分，去水肿之脐盈。"现代常用于治疗急慢性肠炎、细

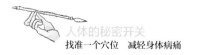

菌性痢疾、尿潴留、尿失禁、尿路感染、阴道炎、膝关节及周围软组织疾患。

阴陵泉穴具有很好的健脾、祛湿、消肿的效果。肺经与脾经同属太阴经，肺在上，脾在下。如果我们患感冒后，寒邪未得到发散，强行压制下去，体内的寒气不得抒发，长久如此寒气就会变成湿气从肺经沉到脾经，造成脾湿，如水肿、关节炎、湿疹、青春痘、过敏性鼻炎、颈椎病、后背痛等都与湿重有关。治疗这些病时要除湿，就得调理脾经，特别是脾经上的阴陵泉这个排湿大穴一定要多加运用。脾主运化气血，脾经不通的人气血必会不足，因此除了常喝山药薏米粥之外，还要多按揉阴陵泉穴，或采用刺血、艾灸等方法，既可培补气血，又可健脾祛湿。

一用
就灵

患者，女，61岁，因乏力、双下肢水肿1年余就诊。患者无明显诱因，逐渐出现乏力，双下肢水肿，双下肢胀痛，行走后加重。经检查诊断为"甲状腺功能减低"，予口服优甲乐治疗，乏力症状缓解，但双下肢水肿缓解不明显。就诊时患者还有食欲减退、便秘等症状，面色萎黄，精神萎靡。考虑患者属于脾气亏虚，气虚水液运化失常，水湿内停，则发为水肿。于中脘、阴陵泉处施针，并在针上加灸，每次更换2个或3个艾段，以加强健脾祛湿的效果。每次治疗后，针眼处可见清亮的液体渗出，治疗后水肿逐渐减轻，患者食欲渐增，经连续治疗1个月后，患者基本恢复如常。

水肿的中医辨证有诸多证型，如风水相搏、湿毒浸淫、湿热壅盛、水湿浸渍、脾阳虚弱、肾阳衰弱等，但核心的辨证应该区分是阴水还是阳水。**阳水**发病急，多数起病在几天之内，肿多由上而下，心热烦渴，小便短涩色黄，大便多秘，气息粗长，多见于青壮年，脉多滑而有力。**阴水**多逐渐起病，日积月累，或由阳水转来，病多内伤，由下而上，身冷不热、不渴，小便或短，但多不赤涩，大便或见溏薄，神疲气怯，劳则病加，病程较长，多见于正虚久病的情况。阳水应该积极明确致病原因，在针对病因的基础上，进行对症治疗，防止延误病情。阴水多由久病所致，比较适合采用针灸或者中药治疗。

此外，水肿的生活调护也非常重要，应避外邪（风、寒、暑、湿）以免病情加重；饮食宜清淡，多食蔬菜、水果、西瓜、冬瓜等利水消肿之食物；严格限制钠盐的摄入，根据病情选择无盐或低盐饮食。

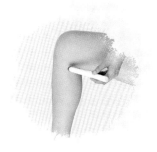

镇静助眠的开关

印堂

随着生活节奏的不断加快，工作和学习压力的不断增大，失眠似乎已经成为现代都市人的常见病症。失眠是指患者对睡眠时间和／或质量不满足并影响日间社会功能的一种主观体验。《中国成人失眠诊断与治疗指南》制定的中国成年人失眠的诊断标准是：入睡困难，入睡时间超过 30 分钟；睡眠质量下降，睡眠维持障碍，整夜觉醒次数 ≥ 2 次、早醒、睡眠质量下降；总睡眠时间减少，通常少于 6 小时。在上述症状基础上，同时伴有日间功能障碍，如疲劳或全身不适，注意力、注意维持能力或记忆力减退，学习、工作和／或社交能力下降，情绪波动或易激惹，日间思睡，兴趣、精力减退，工作或驾驶过程中错误倾向增加，紧张、头痛、头晕，或与睡眠缺失有关的其他躯体症状，对睡眠过度关注。

失眠往往会给患者带来极大的痛苦和心理负担，又会因为滥用失眠药物而导致药物依赖。人体的一些腧穴具有镇静安神的作用，能够缓解和治疗失眠症状。

取穴	印堂。
定位	在额部，两眉头之中点。
简便取穴	两眉头连线中点。
功效	清头明目，通鼻开窍，安神定志，醒脑开窍。

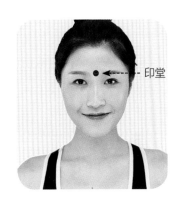

操作方法 1

按揉：将拇指的指腹放在印堂穴上，用较强的力度向下点按 10 次。然后再顺时针揉动 20～30 圈，逆时针揉动 20～30 圈即可。此法还可增强鼻黏膜上皮细胞的增生能力，并能刺激嗅觉细胞，使嗅觉灵敏，鼻窍通。该方法还能预防上呼吸道感染。

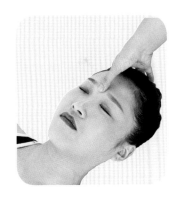

操作方法 2

放血疗法：准备好三棱针。用左手拇指、示指（食指）将印堂穴局部皮肤捏起，右手持针快速由上向下（鼻尖）方向点刺出血，点刺深度为 1～2 毫米，用酒精棉球不断擦拭，以刺激出血，直至挤压后不再流出鲜红血液为止。此法适合于瘀血阻络、痰热内扰引起的头重头晕、失眠多梦、夜卧不安等。

| 疗　　程 | · | 按揉法每日 1 次或隔日 1 次。放血疗法每周 1 次或 2 次。 |

注意事项 · 印堂穴比较敏感，刺激印堂穴时要掌握好刺激量。

· 按揉时用力要适当，防止用力过度导致皮肤损伤。

· 采用放血疗法时，要选择好合适的适应证。

一语道破

　　印堂穴位于督脉之上，且督脉与任脉相通，而任督二脉对十二经脉起着维系与沟通作用。因此，针灸印堂穴不但能治头部诸症，且能通调十二经脉之气，对全身均起着调整作用。该穴有调和阴阳、畅达气机之功。印堂穴处的气色，可以反映人体的气血盛衰。

一用就灵

　　患者，女，34 岁，失眠近 20 余年。患者读大学时因压力较大出现入睡困难，但仍可以入睡。工作后因工作压力较大，人事关系复杂，失眠逐渐加重，入睡困难，有时 3 ~ 4 小时仍不能入睡，梦多，以噩梦为主，每天仅睡 3 ~ 4 小时，醒后仍觉疲乏，白天没有精神。平素情绪易紧张，尤其当第二天有重要工作任务时，入睡更加困难。因担心口服安定类药物出现依赖，故来医院寻求针灸治疗。在上印堂处（印堂穴上凹陷中）进针，针尖向下，向印堂穴处透刺，患者诉额头部重压感，似有一块大的石头压在印堂穴处。同时选取其他疏肝宁神的腧穴进行治疗。针刺后留针。留针后不久，患者即在诊床上安静入睡，起针后患者诉从未有过这么好的睡眠，顿感轻松。患者回家后，每于紧张或面临重要工作任务时，尝试自行在**印堂穴处进行按揉**，按揉一段时间后即可出现额头部的重胀感，稍过片刻即可入睡。

失眠的中医辨证分型，常见的证型有肝郁化火、心脾两虚、阴虚火旺、心虚畏怯等，但核心病机为阴阳失调、阳不入阴所致。中医治疗失眠是以"整体观念、辨证论治"为指导思想，采用不同的治疗法则，使人体阴阳气血、脏腑功能恢复协调平衡，从而恢复正常睡眠。印堂穴有较好的镇静助眠效果，尤其是有比较显著的即刻疗效，在此基础上，还应根据失眠的中医辨证，调整阴阳，恢复脏腑功能平衡。

此外，对于失眠的调护也非常重要。首先，应该找到适合自己的生物钟。我们每个人都有一个专属的生物钟，并且根据体质以及所处环境的不同，每个人的生物钟是不同的。摸索适合自己的睡眠周期，然后形成有规律的生物钟，以此来养成良好的睡眠习惯。其次，不要片面追求睡眠时间。很多人错误地认为，睡的时间越长，就代表睡眠质量越好，其实良好的睡眠质量不是以时间来衡量的。时间少不代表质量低，只要第二天能够有良好的精神面貌，就完全不必担心前一天是否睡得太少。此外，还需要营造适宜的睡眠环境。营造一个良好的睡眠环境同样是失眠的治疗方法之一。失眠者经常会被一些细小的声音或者是光线所惊醒，再想入睡就变得非常难了。所以，卧室要选择比较僻静一侧的房间，窗帘遮光效果要好，室内光线要柔，睡眠时带上眼罩也是一个不错的选择。

止头痛的开关

头维
翳风

头痛是临床常见的症状。引起头痛的原因很多，根据头痛发生的病因，国际头痛协会于 2004 年制定的第二版《头痛疾患的国际分类》（the International Classification of Headache Disorders 2nd Edition，ICHD-II）将头痛分为三大类：❶ 原发性头痛，包括偏头痛、紧张型头痛、丛集性头痛等；❷ 继发性头痛，包括头颈部外伤、颅颈部血管性因素、颅内非血管性疾病、感染、药物戒断、精神性因素等多种原因所致的头痛；❸ 颅神经痛、中枢性和原发性面痛、其他颜面部结构病变所致头痛及其他类型头痛。对于原发性头痛，以及精神性因素导致的头痛，腧穴有一定的止痛安神效果。

中医认为，头痛可分为外感和内伤两大类，外感头痛以风邪为主，内伤头痛与肝、脾、肾三脏功能失调相关，外感头痛多有起居不慎、感受外邪病史，内伤头痛常有饮食、劳倦、情志不畅、房事不节等病史，头痛可发生于前额、两颞、巅顶、枕项或全头部，疼痛持续时间可长可短，甚至长期疼痛不已。无论是对于外感头痛还是内伤头痛，针灸都有很好的止痛效果。

取穴 头维、翳风。

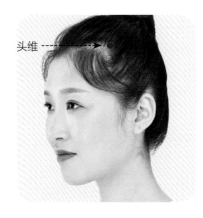

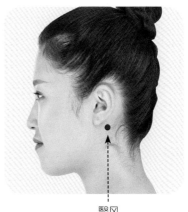

头维 ------>

翳风

头痛的位置和表现不同，所属的经络不同，应根据头痛的位置，选取相应的腧穴。当头痛的位置在侧头部，头部颞侧耳上位置时，可以选取头维穴；当头痛的位置在后头部，以耳后为主时，可以选择翳风穴。

定位　**头维：**头侧部，额角发际上 0.5 寸，头正中线旁开 4.5 寸处，与神庭相平。

　　　翳风：在耳垂后，当乳突与下颌骨之间凹陷处。

简便　**头维：**当鬓发前缘直上入发际 0.5 寸，正中线旁开 4.5
取穴　寸处取穴。

　　　翳风：取正坐或侧伏，耳垂微向内折，于乳突前方凹陷处取穴。

功效　祛风泄火，止痛明目，聪耳通窍。

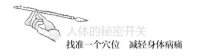
操作方法 1

按揉头维穴：用双手拇指按于两侧头维穴处，其余四指固定，力量均匀按压 5 分钟。然后用双侧掌根按压住两侧头维穴后缓缓揉动。可以有效刺激面部感觉神经末梢，将刺激信号输送到中枢以缓解疼痛症状。

按揉翳风穴：用拇指按压在翳风穴处，将手指的力量向对侧头部施压，持续点按 5 分钟。继而手指放松，休息 1 分钟后重复操作 1 次。

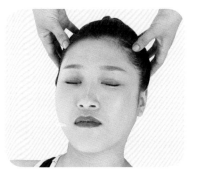
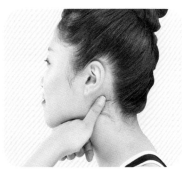

操作方法 2

放血疗法：头维穴、翳风穴可采用三棱针刺络放血。定好腧穴位置后，右手持针快速在腧穴处点刺出血，并用双手不断挤压穴位处皮肤，同时用酒精棉球不断擦拭，刺激局部出血，直至血色鲜红为止，此法尤其适合瘀血阻络所致头痛、头晕。

疗　　程	•	按揉每日 1 次或隔日 1 次；放血疗法每周 1 次或 2 次。
注意事项	•	按揉或放血，以个人能耐受为度。

一语
道破

头维属于足阳明胃经，意指本穴的气血物质有维持头部正常秩序的作用。头部为诸阳之会，要靠各条经脉不断地输送阳气及营养物质才能维持它的正常运行。头维穴处布有耳颞神经分支，面神经颞支及颞浅动、静脉额支，**偏头痛的患者在头痛发作时，往往在该穴处能找到迂曲鼓胀的血管。翳风**为手少阳三焦经的腧穴，意指三焦经经气在此化为天部的阳气。本穴物质为天牖穴传来的热胀风气，至本穴后，热胀风气势弱缓行而化为天部的卫外阳气，卫外阳气由本穴以风气的形式输向头之各部，故名翳风。翳风穴处有耳后动、静脉，颈外浅静脉，布有耳大神经，深层为面神经干从茎乳突穿出处，**因此，除了能治疗头痛以外，对于面瘫、耳鸣、耳聋等症状也有效。**

一用
就灵

患者，女，49 岁。患者自述左侧后头部反复发作性头痛 10 余年。每在疲劳、情绪激动、睡眠不佳时易诱发，有视觉先兆及发作周期，头痛时伴有恶心、呕吐、流泪、面色苍白等症状。曾口服麦角胺及镇痛药等无效。检查：慢性痛苦病容，神疲体倦，颅神经检查阴性，神经系统亦未见阳性体征。舌苔薄、微黄，脉弦数。诊断为偏头痛（少阳经头痛）。取双侧翳风穴，进针后向对侧乳突深刺 2 寸，患者有酸、麻和热感向咽喉部放散，留针 20 分钟。第 1 次针刺后便获得良好镇痛效果；第 2 次针刺后患者反映取针后回家休息，睡觉醒来，精神好似回到未患头痛时一样。共针刺 10 余次，症状全部消失。

患者，男，45 岁，反复发作偏头痛 10 余年。患者长期饮酒，每于饮酒后偏头痛发作，以头部颞侧为主，胀痛，发作时头痛欲裂，伴有大便黏腻、口干口苦等症状。检查：患者形体肥胖，舌红，苔黄厚腻，脉弦滑。诊断为偏头痛（阳明经头痛，胃肠湿热）。诊察时发现患者头维处血管怒张，于是在该处用三棱针放血，放出大量暗紫色血液。放血后患者诉头痛明显减轻，第二次复诊时，诉第二天晨起后未再发作头痛。后为求进一步彻底治愈偏头痛，患者坚持针灸、中药治疗近 3 个月，期间未再发作偏头痛。

头痛的诊治，首先应根据疼痛位置和临床表现，进行经络辨证，取穴也应充分考虑经络的分布和走向，然后制定出相应的治疗原则，选择适当的穴位和针灸手法来进行治疗。**后头痛**：为风寒之邪侵袭足太阳经所致，辨证属于膀胱经，临床常伴有痛连项背，并伴有一系列风寒表证的症状，多见于颈椎病患者。治疗以疏风散寒，调和气血，通达经络为大法，依上病下取的理论，取足太阳膀胱经经气所出之井穴至阴、原穴昆仑以止头痛，局部选用风池、风府等穴。**前额痛**：一般属于足阳明胃经，多见胃火炽热，嗜食辛辣者，可伴有口臭、牙龈肿痛等症状。治疗均以泻阳明胃热、清理气血为法，可以选择头维穴进行治疗。**巅顶痛**：属于足厥阴肝经，肝阳上亢或肝血亏虚均可出现此证。肝经与督脉会于巅顶，清阳被扰或阳独亢于上，两者均能造成气血受阻，临床上常见于高血压患者和情绪激动者，治疗以四神聪、合谷、太冲相配。**偏头痛**：多属于足少阳胆经，可采用翳风穴进行治疗。根据疼痛的位置，按照经络辨证选取腧穴，在临床上会达到更好的效果。

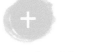

行气的开关

太冲

中医学非常重视气，认为气是构成人体的最基本物质，也是维持人体生命活动的最基本物质。气具有推动、温煦、防御、固摄、营养、气化等作用。当气的功能出现问题时，人体就会出现一些症状。

气滞，又称为气结、气郁、气聚，是指气的流通不畅，郁滞不通的病理状态。气滞主要由于情志抑郁，或痰、湿、食积、热郁、瘀血等的阻滞，影响到气的流通；或因脏腑功能失调，如肝气失于疏泄、大肠失于传导等，皆可形成局部或全身的气机不畅或郁滞，从而导致某些脏腑、经络的功能障碍。气滞一般属于邪实为患，但亦有因气虚推动无力而滞者。

气滞的病理表现有多个方面，如果是肺气壅塞，可见胸闷、咳喘；肝郁气滞，可见情志不畅，胁肋或少腹胀痛；脾胃气滞，可见脘腹胀痛，休作有时，大便秘结等。

临床以肝气郁滞最为多见。肝失疏泄，气机郁滞，可表现为情志抑郁，胸胁或少腹胀满窜痛，善太息，或见咽部异物感，或颈部瘿瘤，或胁下肿块。女性可见乳房胀痛、月经不调、痛经等症状，且病情变化与情绪密切相关。在中医里面，肝为刚脏，为将军之官，也就是说肝被比作是刚直不阿的将军，肝主疏泄，即指疏通、畅达、宣散、流通、排泄等综合生理功能。古代医家以自然界树木之生发特性来类比肝的疏泄作用。自然界的树木，春天开始萌发，得春风暖和之气的资助，则无拘无束地生长，舒畅条达。肝就像春天的树木，条达舒畅，充满生机。其舒展之性，使人保持生机活泼。肝的疏泄功能正常，则气机调畅，气血调和，经脉通利，所有脏腑器官的活动正常协调，各种富有营养的物质不断化生，水液和糟粕排出通畅。若肝失疏泄，气机不畅，不但会引起情志、消化、气血和水液运行等多方面异常表现，还会出现肝郁、肝火、肝风等多种肝的病理变化。

太冲穴是人体的行气开关，具有很好的疏肝理气效果。

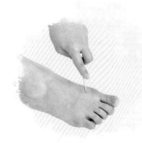

取穴	太冲。
定位	在足背侧，当第1、2跖骨结合部前方的凹陷处。
简便取穴	由第1、2足趾间缝纹头向足背推，推至跖骨结合部前方可感有一凹陷，即是本穴。
功效	疏肝理气，燥湿通络。

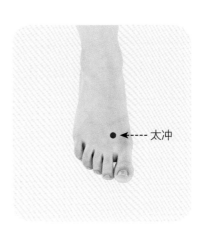

太冲

操作方法 1

按揉法： 拇指或示指（食指）放置于太冲穴上，其余4指固定，逐渐向足底方向施压，进行点按，同时配合在太冲穴处旋转按揉，要求力量均匀柔和，要使用一定的力量，每次按揉5分钟，休息1分钟后重复操作。在按揉时也可将太冲穴附近的行间穴同时进行推按。具体推按的方向，如果是肝经实证，可以从太冲穴向行间穴处推按，以起到泻肝的作用；如果是肝经虚证，可以从行间穴向太冲穴处推按，以起到补肝的作用。

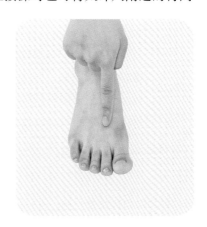

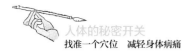

操作方法 2

牙签点按法: 手指按揉太冲穴需要一定的力度。对于力量较差不能持久按揉者,可以选择用牙签进行点按。使用牙签比较钝的一头,在太冲穴处用力向下按压,直到出现酸胀、疼痛感觉为度。每次点按1分钟,休息片刻,可以重复操作,共点按5分钟。

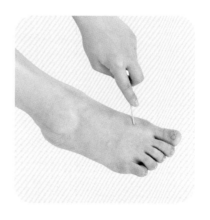

疗　　程	•	每天1次或多次。
注意事项	•	按揉和牙签点按的力度,应以个人耐受为度,力度不宜过大,否则容易导致皮下瘀血或者皮肤损伤。

一语道破　　太冲是肝经的原穴,肝经的水湿风气由此向上冲行,当肝出现问题,肝气失于舒畅,或者肝血、肝阴不足时,肝经也会受到影响,太冲作为肝经的原穴便会显现出一些信号,表现为有压痛感,温度或色泽发生变化,对外界更为敏感,甚至于软组织的张力发生异常。**通过对太冲穴的针灸、按摩等,可以调达肝气,调和肝经气血,疏解病人的情绪。**太冲穴在足部的反射区为胸部,按压同样可疏解心胸的不适感。

一用就灵　　患者,女,38岁,胁肋胀痛10余年。患者10余年前因与同事争吵后出现胁肋胀痛,易在情绪激动后症状明显，易怒，性情急躁，喜叹气，月经不规律，月经量少。患者为寻求中医治疗来就诊。第1次就诊时，因等候时间过长，患者在诊室外与其他患者产生口角，进入诊室后满脸怒气，家属诉在其他医院就诊时，等待时间稍长，患者即表现得不耐烦，焦躁。治疗时让患者躺下，闭眼安静休息。对患者诊察时发现，患者双侧太冲穴、三阴交穴处压痛明显。在太冲、三阴交穴、神门、大陵等穴处予以针刺治疗。治疗2周后，患者诉胁肋胀痛较前减轻，每次来就诊时，在诊室外面候诊不再焦躁，叹气也较前减少。嘱患者回家后可以**每天按压太冲穴**，患者按压一段时间后反映，太冲穴处压痛不再那么明显，全身症状趋向缓解。

气滞的表现虽然各不一样，但共同的特点不外闷、胀、疼痛。因气虚而滞者，一般在闷、胀、痛方面不如实证明显，并兼见相应的气虚征象。也有肝气郁滞，或者湿、食、痰、火等邪气壅滞气机，气滞不行等情况，这些都是属于气实而滞的情况。此患者因与同事争吵后出现肝气郁结，未能及时治疗，以致肝气壅滞于肝经循行之所。肝经起于足大趾，经小腿、大腿内侧上行至小腹，挟胃两旁，向上穿过膈肌，分布于胁肋部，沿喉咙后边向上进入鼻咽部，上行连接目系出于额，上行于督脉会于头顶部。因此，当肝气郁滞时，可以在肝经循行路线上出现多种症状，最常见的是胁肋胀痛，有的患者还会表现为双眼胀痛、头顶痛、腹胀，在小腿和足部肝经循行的路线处，出现压痛、结节或者条索状病理表现。在以上压痛、结节或者条索状病理表现处予以按压、针刺治疗，往往能起到明显的疏解肝气的效果。

调血的开关

血海
三阴交

血和气一样，是中医理论中的重要内容之一。血是循行于脉中而富有营养的红色液态物质，是构成人体和维持人体生命活动的基本物质。在中医理论中，气与血并称为气血，是人体生命的两大基础物质。血的生理功能包括：濡养滋润全身脏腑组织，维持脏腑的生理功能，维持感觉和运动；神志活动的主要物质基础；运载全身之气。因此，当血的生理功能出现问题时，常出现血瘀、血虚、血热等，表现为月经失调、乏力、皮肤疾病等临床症状和疾病。因此，调血也是中医治疗和养生的重要原则之一，人体具有调血作用的腧穴很多，其中最重要的两个穴位，具有开关功能的是血海和三阴交。

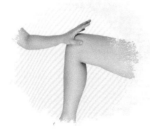

取穴 血海、三阴交。

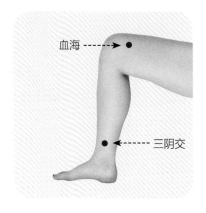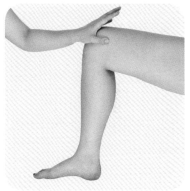

定位 **血海：**在大腿内侧，髌底内侧端上 2 寸，当股四头肌内侧头的隆起处；屈膝取穴。

三阴交：小腿内侧，当足内踝尖上 3 寸，胫骨内侧缘后方。

简便取穴 **血海：**坐在椅子上，将腿绷直，在膝盖内侧出现一个凹陷的地方，凹陷上方有一块隆起的肌肉，肌肉的顶端即是该穴。

三阴交：内踝向上量四指，胫骨（小腿内侧骨）后缘凹陷处。

功效 健脾疏肝，活血化瘀，补血养血，调和气血。

操作方法 1

按揉：用拇指分别贴在血海穴、三阴交穴上，进行按压揉动，力度要控制好，让此处穴位有酸胀、发热的感觉，时间以 5 ~ 10 分钟为宜。

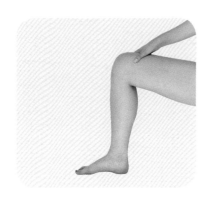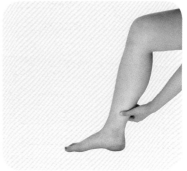

操作方法 2

艾条悬灸或灸盒灸： 用艾条在距离血海穴、三阴交穴上方 2～3 厘米处灸或者直接用艾盒放在穴位上灸，每次 10～20 分钟。

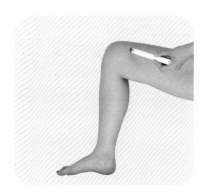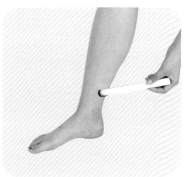

疗　　程 ●	按揉每日 1 次或多次；艾灸每日 1 次或隔日 1 次。
注意事项 ●	在开始按揉时，穴位的反应可能会比较强烈，建议按揉力度适当，以个人耐受为度。
●	艾灸以局部温热微微发红为宜，可以适当上下移动，注意不要烫伤。

三阴交是脾、肝、肾三经交会之穴。肝肾为冲任之源，脾又能统血生血。血海，血汇之海，地处脾经要道，集脾经所生之血而聚之，渊阔似海，是活血化瘀的要穴，具有调和气血之功，善治一切血疾。**适量刺激血海、三阴交，可以同时调整肝、脾、肾及冲任二脉。**二穴除可健脾益血外，也可调肝补肾，亦有安神之效，可帮助睡眠。同时，三阴交还是女人身上的美丽大穴，可以帮助人体维持年轻，延缓衰老。

患者，女，37岁，因月经不调3年就诊。患者3年前生产后出现月经不调，月经先后不定期，月经量多，经期3～4天，行经前和月经第一天小腹痛，月经有血块。伴有乏力，时有头昏沉，精力差，健忘。平素血压偏低，90/60mmHg。查体：患者面色萎黄，三阴交穴处及其周围约3厘米半径附近，与周围组织相比，呈凹陷状。诊断为月经不调，脾虚血亏，予以艾灸治疗，**在三阴交穴处予温针灸治疗**，给予重灸。患者不觉得该穴处艾灸后有温热感，于是嘱患者隔日继续就诊。治疗1个月后，患者月经按时而至，诉月经量较前减少，腹痛明显减轻，三阴交穴处逐渐能感觉到温热甚至痛感。后让患者回家继续在**三阴交穴处艾条悬灸**，半年后就诊时该穴处的凹陷已经不那么明显，并且诸症减轻。

患者，女，26岁，因阵发性双下肢皮肤片状风团块，瘙痒难忍5个月余，加重1天就诊。患者5个月前不明原因出现双下肢皮肤片状团块，瘙痒异常，曾自服氯苯那敏（扑尔敏），效不显，时轻时重，现症见双下肢皮肤片状团块，瘙痒异常，生气后加重，且手抓后风

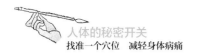

团块面积迅速增大，瘙痒程度加重。患者平素烦躁易怒，月经后期，量少，经色黯红夹有血块，时有小腹胀痛，眠可纳差，舌红、苔黄、脉弦数。辨证属气滞血瘀。血海穴及周围 2 厘米半径处可触及局部略凹陷。予患者针刺治疗，以太冲、血海为主穴，配穴选取曲池、合谷、三阴交、膈俞、脾俞、太白、上巨虚，连续治疗 20 天，病症基本消失，又继续治疗 1 周以巩固疗效。4 周后随访，未复发。

　　三阴交、血海均是调血的要穴，但各有其独到之处。血化生于脾胃，统摄于脾，藏之于肝，宣发于肺，施泄于肝，总属于心。对于脾虚血亏导致的各种不适，其可能也会出现血瘀的外在表现，但是其本质为虚，治病求本，疗法偏于补虚，三阴交为肝、脾、肾三经气血交会的要穴，既可健脾益血，又可调理肝肾，因此，**三阴交补血补虚之功尤为显著**。虽同属血证，但瘙痒诸症以风邪为主，明·李中梓《医宗必读》中云："治风先治血，血行风自灭"，因此，治疗瘙痒，应养血和血，滋阴祛风，润肤止痒，以达到"血行风自灭"的目的。**血海是太阴脾经穴，具有调气、和血、养血的作用**，善治一切血疾，同时又具有行血祛瘀、清血分热、化湿去浊的功效，现代研究也发现针刺血海穴能促进血液运行，改善微循环，具有一定的活血化瘀作用。因此，针对瘙痒等症可以选用血海，必要时可配合放血、拔罐等方法并用。

化痰祛湿的开关

中脘
水分

气血津液是人体必不可少的重要物质，但是它们的平衡状态一旦被打破，就会出现一系列的病理状态，比如气血运行不畅即会出现气滞、血瘀。同理，津液运行不畅，也造成局部水液聚集停滞，根据程度由轻到重，中医称之为湿、水、饮、痰。它们本属一类，很难截然划分，而且相互转化、兼并，因此又常相互通称，如水湿、痰湿、水饮、痰饮等。

此类症状多表现为体胖浮肿，头身重，舌胖大，腹胀，大便稀、不易成形，精力不足，倦怠易困等。人体津液代谢与肺、脾、肾密切相关，明代医家张景岳在《景岳全书》中提到"五脏之病，虽俱能生痰，然无不由乎脾生。盖脾主湿，湿动则生痰，故痰之化，无不在脾。"因此，调理脾胃是化痰祛湿的重要途径。中脘、水分又是调脾祛湿的要穴。

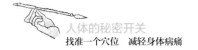
取穴　中脘、水分。

定位　**中脘：**上腹部，前正中线上，脐中上4寸。
水分：上腹部，前正中线上，脐中上1寸。

功效　和中理气，化湿降逆，分利水湿。

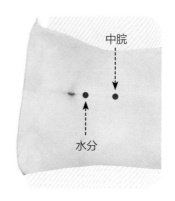

操作方法 1

按揉：用拇指或示指（食指）分别贴在中脘穴、水分穴上，进行按压揉动，力度要控制好，让此处穴位有酸胀、发热的感觉，时间以 5 ~ 10 分钟为宜。

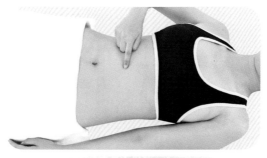

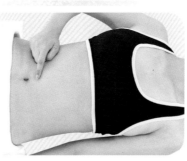

操作方法 2

悬灸或灸盒灸： 用艾条在距离中脘穴、水分穴上方 2～3 厘米处灸，或者直接用艾盒放在穴位上灸，每次 10～20 分钟。

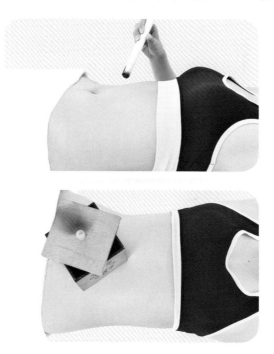

疗　　程	● 按揉每日 1 次或多次；艾灸每日 1 次或隔日 1 次。
注意事项	● 按揉力度适当，以个人能耐受为度。
	● 艾灸以局部温热微微发红为宜，可以适当上下移动，注意不要烫伤。
	● 如出现肠鸣音明显，为正常胃肠反应，可以继续按揉或艾灸。

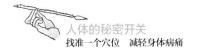
一语
道破

中脘、水分同属任脉，位于胸腹部。中脘为手太阳、手少阳、足阳明和任脉的交会，同时是脾胃生化输布的枢纽，营卫气血之源。痰湿生于脾，腑以通为顺，故刺中脘，可使三焦气化，散布精微于五脏六腑，能开胃止痛、行气化痰湿。穴位的命名很多都包含其作用功效，水分，即是其中之一。水分，就是分水的意思，意指任脉的冷降水液及下脘穴传来的地部经水到达该穴后，经水循地部分流而散。《针灸聚英》的解读为："当小肠下口，至是而泌别清浊，水液入膀胱，渣滓入大肠，故曰水分"，《外台秘要》引甄权云："主水病腹肿。"由此可见，中脘与水分两穴对于化痰祛湿发挥重要作用。

一用
就灵

黄某，女，52岁，因头痛1个月就诊，症见头痛，以前额部疼痛明显，阴雨天加重，伴胃脘胀满，舌淡，苔白腻，脉沉滑。予针刺中脘，双侧丰隆、阴陵泉。候针得气，针感缓缓发散后缓慢出针，针刺后患者即感头痛减轻，隔日1次，治疗1个月后病愈。

《针灸资生经》中记载一人水肿，服药一直没有效果，一日医生为他灸水分与气海穴，第二天水肿就有明显消退（"观面如削"），在后面的讨论中，作者也肯定水分能治水肿，"若是水病，灸大良。盖以此穴能分水"。

中脘为胃之募穴，在腑为腑会，"脾为生痰之源"，脾主运化水谷，脾失健运则水液输布不利，痰湿不化，痰火渐生，俱壅滞于体内。《医学纲目》云："一切痰饮，丰隆、中脘。"中脘可健脾利水、理气化痰、涤痰开窍。该患者前额部疼痛证属痰湿阻闭清窍，清阳不能上升至头部，使头部失于濡养，因此头痛反复，阴天加重。中脘为任脉穴，任主一身之阴，水液代谢也与任脉有关，配合足三里、丰隆、阴陵泉能够帮助中脘健运脾胃，通畅气机，升清降浊，清阳上升，脑髓得养，从而治疗头痛。中脘穴适用于脾胃运化失司所引起的痰湿阻滞，特别是阻滞中焦的病症，如果不方便针刺，艾灸也可缓解症状。人体内水液代谢异常，水分不能完全被利用，也不能及时排出，最后会在体内聚成痰湿，继而可能会出现某部位的水肿甚至全身水肿，消除水肿在健运脾胃基础上还需要推动水液代谢，**艾灸水分能够分利水湿，去水消肿，是一个很好的选择。**

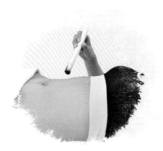

祛风的开关

风池
风府
风市

"风病"是中医特有的表述，不单指一种疾病，而是依据了风无形、流动的特性，将具有风的特性的疾病称之为"风病"。"风病"可以分为外风和内风两大类，外风多为感受外界虚邪贼风而出现的不适，比如面神经麻痹，外感头痛、感冒；内风多为脏腑功能失和、阴阳失调、气血逆乱导致的诸多病症，比如肝阳化风导致的头晕头痛，阴虚生风所见的腰膝酸软，血虚生风所见的头晕眼花等。风为阳邪，易袭阳位，而"头为诸阳之会"，最容易受到风邪的影响，且气血逆乱也容易上冲于头部。风池、风府两穴位于头部，以"风"命名，是疏散风邪的常用效穴。风市虽位于下肢，但其属足少阳胆经，肝气取决于胆，故风市对于肝风内动引起的诸症效果显著。

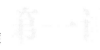

取穴　风池、风府、风市。

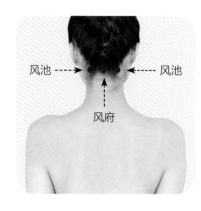
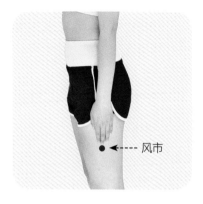

定位　**风池：** 胸锁乳突肌与斜方肌上端之间的凹陷中，平风府穴。
　　　风府： 正坐，头微前倾，后正中线上，入发际上 1 寸。
　　　风市： 大腿外侧中间，腘横纹上 7 寸。

简便
取穴　**风池：** 位于后颈部，后头骨下，两条大筋外缘陷窝中，相当于耳垂齐平（或当枕骨之下，与风府穴相平，胸锁乳突肌与斜方肌上端之间的凹陷处即是）。
　　　风府： 位于后颈部，两风池穴连线中点，颈项窝处。当后发际正中直上 1 寸，枕外隆凸直下，两侧斜方肌之间凹陷处。
　　　风市： 直立垂手时，中指尖处。

功效　祛风、息风、通络。

操作方法 1

　　按揉： 用拇指分别贴在风池穴、风府穴、风市穴上，进行按压揉动，力度要控制好，让此处穴位有酸胀、发热的感觉，时间以 5～10 分钟为宜。

操作方法 2

悬灸或盒灸：用艾条在距离风市穴上方 2 ~ 3 厘米处悬灸或者直接用艾盒放在穴位上灸，每次 10 ~ 20 分钟。风池、风府位于发中，只能悬灸。

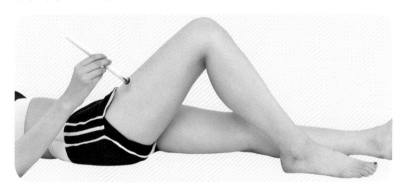

操作方法 3

刮痧：将刮痧油均匀涂抹于风市穴局部，用刮痧板由上向下直线刮，力度以个人能耐受为宜，不宜过大，刮至局部微红或出痧印。风池、风府位于发中，可用刮痧板尖端局部轻刮点按，可不涂抹刮痧油。

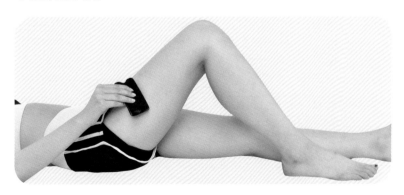

疗　　程	●	按揉每日 1 次或多次；艾灸、刮痧每日 1 次或隔日 1 次。
注意事项	●	按揉力度适宜，以个人能耐受为度。
	●	艾灸以局部温热微微发红为宜，可以适当上下移动，注意不要烫伤。
	●	刮痧时，达到刺激强度即可，不用力求出痧。

一语道破

　　风池、风府、风市 3 穴，均以"风"字命名，可见其与风邪关系密切，为治疗各种风邪所致病症的常用穴。但是各穴的穴性及其所在部位的不同，3 穴的治疗作用各有差异，使用时应根据症状及部位的不同，适当选择，如外感风邪所引起的恶寒、发热、鼻塞、咳嗽、头痛、身痛、有汗或无汗等表证，均可选用风池、风府祛风解表，肝阳化风而引起的头痛、眩晕、抽搐、中风半身不遂等症，可加用风市疏肝息风，增强祛风之功。

一用就灵

　　患者，女，56 岁，因面部肌肉跳动 1 周前来就诊，患者因"面瘫"愈后出现左面痉挛，时发时止，持续 1 ~ 3 分钟，伴心烦，盗汗，腰酸肢软。舌红少苔，舌中间可见裂痕，脉沉细。诊断为面肌痉挛，辨证属肝肾阴虚。针刺风池、风府、肝俞、太溪、四白，留针 30 分钟，治疗 3 次后症状明显减轻，15 次后面肌痉挛消失，其他症状也明显减轻。

　　患者，男，49 岁，右耳突发耳鸣 1 个月余，症见右耳轰鸣，鸣声继而充满全头，听力逐渐下降，勉强能

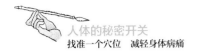

听到声音，脉弦数。儿时因下河洗澡，不慎将水灌入耳中，未能及时处理，从而导致左耳耳聋，本人疑为受左耳的影响，经过1个多月的西医治疗效果不明显。初诊，取左右风市穴，配手少阳三焦经的翳风穴，起针后，患者仅在右耳后部有轻微的鸣声。经过3次针疗后患者听力恢复，耳鸣症状全部消失，随访3个月未发。

[周道明．光明中医杂志，1992年第2期]

　　风池、风府是临床常用"对穴"，风池穴属足少阳胆经，为足少阳经与阳维脉交会穴。风池形象如池，故以此得名；风府位属督脉，与风池并居头项，擅治风邪诸疾，对风邪所致面肌痉挛、外感头痛有很好的疗效。《行针指要歌》记载："或针风，先向风府百会中。"《席弘赋》也说："风府风府寻得到，伤寒百病一时消。"而对于肝阳上亢导致的头面、耳部疾患，在此基础上可加风市，以上验案中患者可辨证为肝火上亢引起肝风内动而导致暴发性耳鸣，风市穴实为治疗肝风内动所造成诸症的要穴，肝气逆行非胆不断，风市穴虽定位远离耳窍，也不是特定穴，但其穴具有极强的疏经通络作用，推动经脉气血之运行，通过足少阳胆经的循行，上荣头部，濡养耳窍，改善耳聋、耳鸣症状。

散寒的开关

风门
风池

外感风寒常因感受风邪，邪犯卫表所致，出现一系列外感表证，其实就是大家熟悉的感冒。感冒一年四季都可发病，冬、春常见。感冒发病广、个体重复率高是其他疾病不可相比的，每个人都有过多次感冒的经历，对于其症状可谓相当熟悉，大多数人都会有明显的头面部症状，最常见的就是鼻塞、流涕、喷嚏、咳嗽、头痛恶寒，《黄帝内经》有云："伤于风者，上先受之"，在之前关于风邪的论述中，我们也提到风为阳邪，易袭阳位，因此，外邪自表侵袭于经络，上犯头顶，以头痛尤为明显。后背正中为督脉，是一身阳气之本，在外邪侵犯时，也会出现背部沉重僵硬等阳气被遏制的不适反应。

感冒虽然常见且具有一定的自愈性，但是对于体质偏弱的人群，比如婴幼儿和老年人，如果养护不当，可能引发或加重肺部或其他疾病，因此感冒也不容小觑。中医穴位中有 6 个以风命名的穴位，对于祛风各有长处，风门、风池二穴更是对祛风散寒有着绝佳的功效。

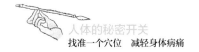
取穴　　风门、风池。

定位　　**风门：** 在背部，第 2 胸椎棘突下，旁开 1.5 寸。

　　　　风池： 胸锁乳突肌与斜方肌上端之间的凹陷中，平风府穴。

简便取穴　　**风门：** 大椎下的第 2 个凹陷（第 2 胸椎与第 3 胸椎间）的中心左右各旁开 2 厘米处。

　　　　风池： 位于后颈部，后头骨下，两条大筋外缘陷窝中，相当于耳垂平齐。

功效　　祛风散寒，通络止痛。

操作方法 1

　　按揉、擦法： 用拇指分别贴在风门穴、风池穴上，进行按压揉动，力度要控制好，让此处穴位有酸胀、发热的感觉，时间以 5 ~ 10 分钟为宜。也可用掌根贴在风门穴上，于穴位处擦动，以透热为度。

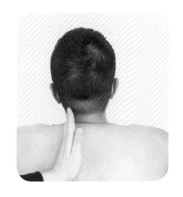

操作方法 2

悬灸或盒灸：用艾条在距离风门穴上方 2 ~ 3 厘米处灸或者直接用艾盒放在穴位上灸，每次 10 ~ 20 分钟。风池穴位于发中，只能悬灸。

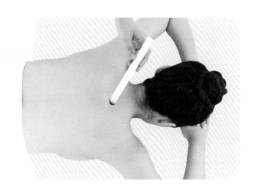

操作方法 3

隔姜灸：将生姜切成约 0.2 厘米厚的薄片置于风门穴上，将艾绒搓成底面直径约 0.2 厘米、高 0.2 厘米的圆锥体，进一步将艾绒捏实置于姜上，每穴 20 分钟。当局部感到微微灼痛时立即将艾炷移开再施以第 2 壮，连灸 5 壮。

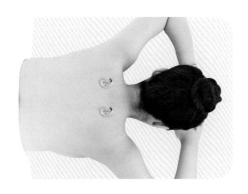

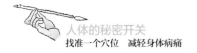
疗　　程	•	按揉每日 1 次或多次；艾灸、隔姜灸每日 1 次或隔日 1 次，症状好转后，可巩固治疗 1 次或 2 次。
注意事项	•	按揉力度适宜，以个人能耐受为度。
	•	艾灸以局部温热微微发红为宜，可以适当上下移动，注意不要烫伤。
	•	隔姜灸时，若局部出现灼痛，应立即将艾炷移动位置，以免烫伤。

一语道破　　头为诸阳之会，风寒由外部侵袭，循太阳经上犯巅顶，清阳之气被遏制，容易出现头痛。太阳经主一身之表，其经脉上行巅顶，循行于项背，故其痛连及项背，风寒束于肌表，卫阳被遏，不得宣达，故恶风畏寒。《兰室秘藏·头痛门》中也论述到："风寒伤上，邪从外入，客于经络，令人振寒头痛，身重恶寒，治在风池、风府，调其阴阳，不足则补，有余则泻，汗之则愈。"**风门，是风邪出入的门户**，膀胱经气血在此化风上行，而且可以宣通肺气，调理气机，与其他穴位配合应用，可加强祛风散寒之功。

一用就灵　　患者，女，50 岁，因偏头痛 1 年，加重 1 周前来就诊。患者曾于 1 年前外出，回家时乘坐拖拉机受风寒，随即出现左侧头痛，遇寒加重。1 周前突然降温，外出时未加防范，头痛加重。经服用中西药物、针灸、理疗等方法治疗无效，饮食、二便正常，舌淡红，苔薄白，脉细弦。初步诊断为头痛，证属风寒凝滞，气血运行不畅，不通则痛。治疗取风池、风门、太阳、后溪、束骨、合谷等穴位，应用速刺补法，起针后风池、风门及左侧太阳穴隔姜灸 30 分钟，头痛立即减轻。又取药艾条 1 支，嘱病人家属晚上风池、风门、太阳穴处再行隔姜灸。针灸治疗 6 次后，偏头痛痊愈，随访 1 年没有复发。

风池、风门、风府、风市，都以风命名，以祛风擅长，为祛风的要穴。临床中，风池穴为风邪聚集的要塞，位于头部，故其疏风解表之功显著。同时它位于足少阳胆经，与肝经相表里，"诸风掉眩皆属于肝"，因此对于肝风内动导致的头晕目眩、耳鸣等症状也有不错的疗效。风池在四个风穴中的应用范围最为广泛，是治疗各种风证的首选穴。风门，也就是风的门户，顾名思义，病位比较表浅，对于外感虚邪贼风有直接的治疗效果，而且与肺脏接近，为疏风清热、宣肺止咳的常用穴，可以与肺俞配合应用，泻胸中热邪，常用于治疗身热、肺热咳喘等症。因此，风门偏于疏散风寒，泻肺止咳。

感冒初期，无论是从症状还是病因分析，一般都是外邪侵犯卫表，此时邪气尚未深入，人体正气较足，虽然外感症状较重，但病位尚浅，故以风治风，益表固表，可谓直接有效的方法。此时运用风门、风池等简单有效的穴位刺激，可减轻或完全遏制症状，从源头遏制病邪深入、降低引发或诱发其他疾病的可能。

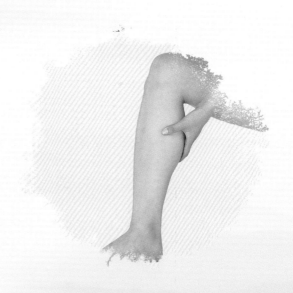

第二讲

皮肤科病症

祛斑的开关
地机
血海

祛斑的开关

面部色斑是由于皮肤黑色素增加而形成的一种常见面部呈褐色或黑色色素沉着性的皮肤疾病，多发于面颊和前额部位，日晒后症状加重，其中常见的面部色斑包括雀斑、黄褐斑和老年斑。雀斑多与遗传有关，可见鼻面部皮肤出现针头至芝麻大小的暗褐色斑点，散在或聚集分布，边界清楚。黄褐斑，好发于中青年女性，可见颜面出现淡褐色皮肤色素改变，多对称分布于眼周附近、颧部、颊部、额部等位置，抚之不碍手，压之不退色，表面光滑，无脱屑，无痛痒。老年斑，是随着年龄的增长，人体内抗氧化能力降低，颜面、手背、胳膊等皮肤出现褐色或黑色斑点、斑块，是人衰老的征象之一。

诱发面部色素沉着的因素有很多，比如环境中的日光、性激素水平变化、精神因素、外伤后炎症刺激、一些劣质化妆品、药品、化学物质等各种刺激都容易促使或加深斑的形成。

中医认为，斑的形成与先天禀赋素弱、肾水不足及人体气血失和关系密切。禀赋素弱、肾水不足，不能上荣于面，虚火滞血而为斑；或素禀血热内滞之体，触犯风邪，血热及风邪相搏阻于孙络，不能荣润肌肤，则生斑；肝郁气结、脾失健运、血行不畅、气血失和，日久形成瘀滞而生斑。

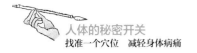

取穴	地机、血海。

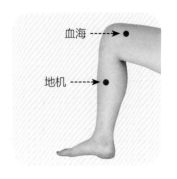

腧穴定位

地机： 在内踝尖与阴陵泉的连线上，阴陵泉下 3 寸。

血海： 屈膝，在大腿内侧，髌底内侧端上 2 寸，当股四头肌内侧头的隆起处。

简便取穴

血海： 患者屈膝，医者以左手掌心按于患者右膝髌骨上缘，第 2 至第 5 指向上伸直，拇指约呈 45° 斜置，拇指尖下是穴。对侧取法仿此。

功效 行血祛瘀，健脾渗湿，益脾生血。

操作方法 1

　　按摩： 每天上午 9：00 - 11：00，是脾经经气运行最旺盛的时候，人体的阳气也正处于上升趋势，直接按揉地机穴和血海穴周围，寻找最敏感点，用拇指指腹由轻及重地按压敏感点，以能忍受为度，每一侧坚持按压 3 分钟左右，掌握好力度，只要能感觉到穴位有微微的酸胀感即可。

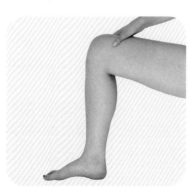 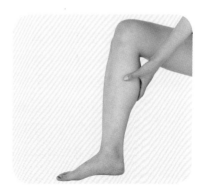

操作方法 2

艾条灸：将左手示指（食指）、中指分开，分别放置于血海穴和地机穴的两侧，右手持点燃的艾条，对准穴位进行艾灸，艾条距离穴位皮肤 2～3 厘米，或根据皮肤温度适当调整。艾灸的时间为 15 分钟左右，或者以患者腿部有明显的温热感为度。在艾灸过程中要及时将灰掸落，而且不要用嘴吹艾条，要让其自然燃烧。

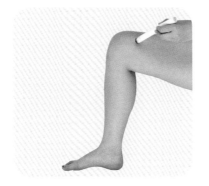
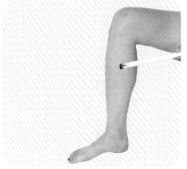

疗　　程	●	每天进行 1 次或 2 次。
注意事项	●	进行按摩时，注意把握操作时间，力度不宜过强。

一语道破　　脾为后天之本，地机是脾经的郄穴；血海穴，主治血证和与血分、湿气有关的皮肤病。刺激这两个穴位有培补后天、补益气血、活血祛瘀、润肤消斑的作用。

一用就灵　　患者，女，45 岁。诊见面部色斑，面色少华，月经量少，色淡，有血块，腰痛、腰酸，怕冷，乏力，舌苔薄黄，脉弦。辨证为肾阳亏虚，血虚血瘀，治以当归

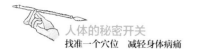

补血汤加减，配合针灸治疗。选取面部色斑处、地机、血海、合谷等穴，针药治疗 1 个月，面部色斑开始逐渐消退。1 个月后，嘱患者**每周按摩 3 次或 4 次地机、血海穴**，坚持半年，并注意防晒，保持心情愉悦，色斑明显消退。

由此，我们可以看到平时坚持按揉地机、血海穴，同时注意防晒，有助于保持皮肤荣润，减少色斑的产生。

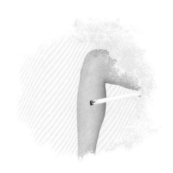

祛痘的开关

膈俞 大椎

痤疮是一种毛囊皮脂腺慢性炎症性皮肤病,多发于颜面部、胸背部,可表现为粉刺、丘疹、脓疱、结节、囊肿等严重皮肤损害。青少年多见,易反复发作,容易造成局部的痛痒不适,可能遗留面部色素沉着和瘢痕,影响颜面的美观,对人们的心理健康和生活质量造成较大的影响。

皮疹以粉刺、红色丘疹为主的,多见于肺经郁热。青春期男女,素体阳热偏盛,肺经郁热,肺气不清,外感风热之邪,火热熏蒸面部,迫津外出,则见粉刺和丘疹。《医宗金鉴·外科心法要诀》曰:"肺风粉刺,此证由肺经血热而成。每发于面鼻,起碎疙瘩,形如黍屑,色赤肿痛,破出白粉汁,日久皆成白屑,形如黍米白屑。"

皮疹以脓疱、结节为主的,面部油脂分泌较多,伴口臭,便秘,溲黄或纳呆,舌红,苔黄腻,多责之于脾胃湿热。饮食不节,过食辛辣肥甘厚味,日久伤及脾胃,中土运化不畅,助阳生湿化热,湿热循经上蒸头面;或脾虚不运,水湿内停成痰,郁久化热,湿热阻滞肌肤,闭阻毛窍,故见上述症状。《外科正宗·肺风粉刺酒渣鼻第八十一》曰:"……又有好饮者,胃中糟粕之味,熏蒸肺脏而成。所谓有诸内、形诸外。"

皮疹以囊肿、结节、瘢痕为主的,多病程日久,久病必瘀,痰、热、瘀互结,搏于肌肤则迁延难愈。

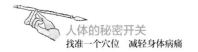

取穴 ┃ 膈俞、大椎。

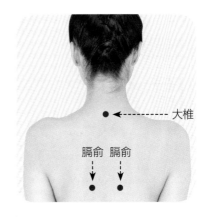

大椎

膈俞 膈俞

腧穴
定位

膈俞：第 7 胸椎棘突下，旁开 1.5 寸。

大椎：后正中线上，第 7 颈椎棘突下凹陷中。

简便
取穴

大椎：低头时最高起的骨头是第 7 颈椎的棘突，在最高起骨头下方的凹陷中取大椎穴。如果一低头有两个高起的骨头，可以把手指放到两块高起骨头的部位，重复做低头、抬头的动作，固定不动的是颈椎，会前后移动的是胸椎，在颈椎骨下方的凹陷处取大椎穴。

功效 ┃ 活血通脉，理气宽胸。

操作方法 1

刺络放血拔罐：先在大椎或者膈俞部位上下推按，使郁血积聚。用酒精在腧穴皮肤处消毒。用右手拇指、示指（食指）持三棱针或者注射器针头，中指紧靠针身下端，留出 1 ~ 2 分针尖，对准已消毒的穴位迅速刺入 1 ~ 2 分，立即出针，轻轻挤压针孔周围，使出血数滴（对重症患者有时可出血十数滴，血由黑紫变红为止）。进而选择中号玻璃罐，在以上腧穴处拔罐，留罐 5 ~ 10 分钟后起罐，用消毒棉球擦拭皮肤，防止继续出血。

操作方法 2

　　刮痧法：将刮痧油均匀涂抹于大椎穴、膈俞穴局部，用刮痧板由上向下直线刮，力度以个人能耐受为宜，不宜过大，刮至局部微红或出痧印。

疗　　程	•	刮痧法每周进行 3 次或 4 次；刺络放血拔罐法以每周 1 次或 2 次为宜。
注意事项	•	由于膈俞穴在人体后背部，脂肪相对较少，内有重要脏器，刺激手法过重会造成疼痛及不适，因此力度宜轻柔；对大椎穴进行刮痧时，用力宜轻柔。采用刺络放血拔罐法，一定要注意严格消毒，避免感染。

一语道破

　　膈俞，八会穴中的血会，有活血化瘀、养血生血之功。大椎隶属督脉，能泻阳经实热，阻止阳热上行于面，起到直达病所的目的。在背部相应穴位上刺络拔罐能疏通局部气血运行，软坚散结，泻其血热，加速新陈代谢，进而减少痤疮的产生和面部色素沉着。两穴虽然都有治疗痤疮的作用，疗效上还是有差别：**膈俞适合于瘀血阻滞型痤疮，大椎适合于肺卫热盛型痤疮**，还需要根据证型选择适合的腧穴。

一用就灵

　　患者，女，24 岁，2017 年 3 月 5 日初诊。面部患痤疮 1 年，以前额及脸颊部较多，形如粟米大小，可挤出白粉色油状物质，轻度发痒，伴口臭，舌红、苔黄腻，脉滑数。辨证属脾胃湿热型。治疗用 0.5 寸毫针局部围刺面部较大痤疮处，另毫针直刺天枢、中脘、腹部阳性反应点、曲池、足

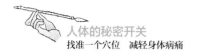

三里、内庭穴。针刺治疗结束后，在膈俞和大椎用三棱针点刺放血加拔罐，1 周 3 次，1 次 30 分钟。治疗 6 次后，面部痤疮明显减少，12 次后痤疮全部消失，无新痤疮出现。

在治疗痤疮的时候，饮食上要注意忌食烧烤、油炸、辛辣刺激类食物，多食蔬菜水果；日常认真做好面部清洁护理工作，避免浓妆；外出注意防晒；保持心情舒畅。同时要注意面部皮肤清洁，选择清洁力强，刺激性小的洗面奶，不建议用硫黄皂，用自制的食盐、醋等洗面方式。具有收敛、控油作用的化妆水能长效地控制油脂的分泌。建议使用控油保湿的面霜。紫外线能加重痤疮，千万别忘了防晒霜，建议选用轻薄的化学防晒剂。

大椎和膈俞穴虽然都有治疗痤疮的作用，疗效上还是有差别：膈俞适合于瘀血阻滞型痤疮，大椎适合于肺胃热盛型痤疮，还需要根据证型选择适合的腧穴。**肺胃热盛型痤疮**，以前胸、前额、双侧面颊、口唇和鼻子周围症状比较严重，可出现丘疹脓疱、结节、色斑、囊肿等病变，以年轻人多见，还会伴有便秘、口臭等实热表现。这种类型的痤疮，可以选择大椎穴为主，并且可以适当增加调理的频次，可以每周刺络放血拔罐 2 次。**瘀血阻滞型痤疮**，痤疮日久，粉刺、脓包都有，质地坚硬难消，触压有疼痛感，或者颜面凹凸如橘子皮，女性可有月经量少、痛经、经期痤疮加重等症状。这种类型的痤疮，主要以膈俞穴为主，一般每周 1 次即可。

另外，刺络放血拔罐需要注意观察拔出物的性状，以判断疾病病情：出血缓慢，多刺几针仍断续出血者，提示气血亏虚；血中夹杂有黏液果冻样物质，说明湿毒淤积，凝滞日久；流出透明性水液，或者出现水疱者为湿重。可以根据以上特点，判断疾病的虚实寒热，给予对症处理。

止痒的开关

神阙
风市

皮肤瘙痒症，又称皮痒症，是与抓痒欲望相关的普通感觉现象，没有原发性皮肤损害，仅仅诱发于皮肤表层黏膜和结膜，不来自深部组织，原因可以有多种多样，但大多数与皮肤过敏、受损、炎症和干燥等有关。正常人皮肤内分布有皮脂腺和汗腺，其分泌的皮脂和排泄的汗液，可在皮肤表面形成一层薄膜，减少皮肤水分蒸发，保持皮肤滑润、柔韧。随着年龄的增长，皮脂腺和汗腺分泌功能衰退，分泌的皮脂和汗液逐渐减少，故临床上老年瘙痒症多见。其次，皮肤瘙痒作为一个症状，可以发生在许多疾病中，不同疾病，瘙痒特点也不相同，常见于湿疹、荨麻疹等疾病。

湿疹，表现为自觉瘙痒感剧烈，反复发作，具有形态损害、有渗出性倾向，且容易成为慢性的特点。荨麻疹的特征性临床表现是突然出现的风团和／或血管性水肿，风团瘙痒，偶有烧灼感；皮肤通常在 1～24 小时会恢复正常外观。血管性水肿消退比风团慢，可持续长达 72 小时。慢性荨麻疹具有病因不明、病程长、病情顽固、反复发作、瘙痒无度、不易治愈的特点。

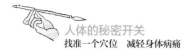

取穴 | 神阙、风市。

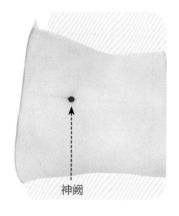

神阙

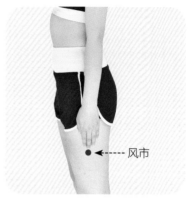

风市

腧穴
定位 | **神阙：** 在腹部，脐中央。
风市： 在大腿外侧部的中线上，当腘横纹上 7 寸。

简便
取穴 | **风市：** 直立，手下垂于体侧，中指尖所到处即是。

功效 | 祛风，除湿，止痒。

操作方法 1

拔罐法： 选择中号或大号玻璃罐，用自制的棉花棒蘸 95%
酒精点燃，在罐内绕 1 周后抽出，立即将罐按在神阙穴皮肤处，
留罐 5 ~ 10 分钟后起罐。

操作方法 2

梅花针叩刺法： 取坐位或卧位。暴露风市穴，用 75% 乙醇
消毒，操作者用右手拇指、中指、环指（无名指）握针柄，示指
（食指）伸直压在针柄上，运用手腕的弹力叩刺，针接触皮肤后

立即弹起，要求用力均匀，握针要稳。然后以风市穴为中心，可以沿着大腿外侧胆经循行部位来回叩刺，每穴叩刺2下或3下，每行叩刺2遍或3遍。叩针方向由上至下、由内向外进行。刺激手法分轻、中、重三种，老弱、妇儿、虚证用轻刺激；实证用重刺激。

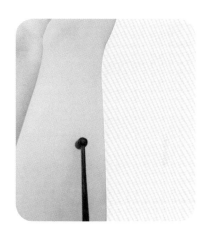

疗　　程	● 每日或隔日1次。
注意事项	● 梅花针叩刺前要检查针具，凡针面不平整、针尖有毛钩、锈钝者均不可用。叩刺时针尖要垂直，避免斜、钩、挑等，以减少患者疼痛。初次治疗患者宜予轻叩刺。针后如皮肤有过敏样丘疹，应向患者解释清楚，消退后可继续治疗。重刺有出血者，先用干棉球将渗血擦净，随后再用乙醇棉球擦一遍，以防止感染。
	● 神阙穴拔罐时间不能过长，防止局部出现水疱或者皮肤破损。

一语道破　　风市穴，为治疗风邪的要穴，尤其善于驱外风。神阙穴，为人体先天之源本，任脉之要穴，与全身血脉相通。中医认为"治风先治血，血行风自灭""治其外必治其内，治其内必先治其根"。所以，刺激这两个穴位可达到激发机体元气、疏风清热止痒、调养气血之功效。

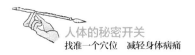
患者，女，26 岁，2016 年 3 月 6 日初诊。患者腰、腹、上下肢皮肤反复出现瘙痒性风团 6 个月余。发作时奇痒难忍，搔抓后风团扩大、增多，相互融合成片，随时发作，影响工作、生活、睡眠。经口服西药抗组胺药、静脉推注钙剂、中药汤剂及防风通圣散等治疗后，症状可缓解，但仍反复发作，诊断为慢性荨麻疹。予以针刺拔罐结合刺络放血治疗 1 个疗程后，风团消退、瘙痒消失，无新发风团。针刺取穴：脐中四穴、血海、风市、曲池、足三里，神阙穴拔罐，风市穴梅花针叩刺。以后每 3 个月随访 1 次，随访半年无复发。

梅花针又称"七星针""皮肤针"，是由多支短针组成，用来叩刺人体一定部位或穴位的一种针具。梅花针叩刺法依托于中医针灸学的"十二皮部"理论，在中医针灸临床被广泛应用。"十二皮部"与经络、脏腑联系密切，运用梅花针叩刺皮部可激发、调节脏腑经络功能。梅花针叩刺时要灵巧地运用手腕部弹力，使针尖叩击到皮肤后，由反作用力迅速弹起，仅在表皮上一击而起，急刺速离，要有弹性，弹跳连续有节律地叩刺，要做到平稳、准确和灵活，叩刺速度要均匀，要防止快慢不一、用力不匀地乱刺。如持针不牢，提针慢或针尖带钩，都容易产生拖刺，容易划破皮肤，形成"一"字形的伤痕，并使患者产生刺痛和畏针。针尖起落要呈垂直方向，即将针垂直地刺下，垂直地提起，如此反复操作。防止针尖斜着刺入和向后拖拉着起针，这样会增加疼痛的感觉。

第三讲

五官科病症

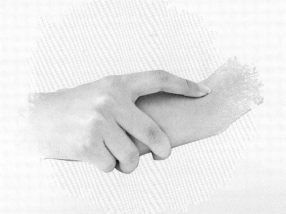

通利鼻窍的开关

迎香
鼻通

日常生活中，多数人都有过鼻子不通气的时候，有人只是偶尔不通气，过几天自行好转；有人是常年鼻子不通气，伴头痛、流涕或嗅觉减退；还有的人是渐进性鼻塞、鼻涕带血丝等。出现鼻子不通气需要先查明病因。各种鼻病，如鼻中隔偏曲、鼻咽癌，都会造成鼻塞不通气。鼻塞若成为长期、慢性症状则治疗比较困难，因为鼻塞，所以呼吸改用口，容易造成喉头炎。另外，鼻塞也会使得注意力不集中，造成工作上的障碍。点鼻药虽然可以缓和鼻塞的症状，但是有不良反应，不能长期使用。对于过敏性鼻炎、感冒等引起的长期鼻塞，可以在迎香、鼻通穴处进行一定的刺激，具有很好的通利鼻窍的作用。

取穴	迎香、鼻通。
腧穴 定位	**迎香：** 在鼻翼外缘中点旁，当鼻唇沟中间。 **鼻通：** 在鼻孔两侧，鼻唇沟上，迎香穴向上一横指处。
功效	宣通鼻窍。

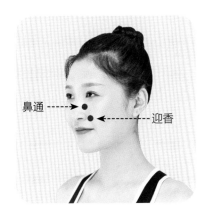

操作方法 1

按摩法： 用双手示指（食指）或中指轻掐迎香穴、鼻通穴1～2分钟，再配合以画圈的方式进行穴位按揉。

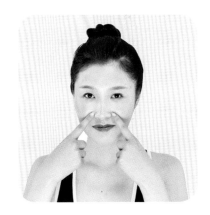
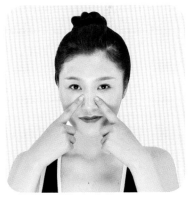

操作方法 2

搓鼻法： 双眼轻轻地闭合，用双手示指（食指）指腹由上至下，缓慢地搓揉鼻根部及鼻的两侧，并在迎香穴稍微呆久一点，重复几次至鼻部出现胀、酸感为止。

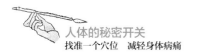

操作方法 3

贴敷薄荷叶法：采摘新鲜的薄荷叶，用手撕碎，或者用研钵将碗中的鲜薄荷叶捣碎，贴敷在迎香、鼻通穴处，用力吸气几下，可刺激鼻部通气。

操作方法 4

热敷法：洗脸后用热毛巾敷一敷鼻子，促进鼻子部位的炎症缓解。

疗　　程 ●	按摩法、搓鼻法、热敷法可以随时随地操作，一般可自己每日按摩搓鼻 3 次或 4 次。贴敷法每日 1 次。
注意事项 ●	指压按摩手法要轻，避免皮肤受伤，揉搓鼻子时注意力度，不要用力过猛，以免造成出血等问题。操作完后可喝 1 杯温开水。

一语道破

各种鼻腔疾病或由感冒引起的鼻部不通气，多与体质相关，按揉相应的穴位，加强锻炼，注意防寒保暖，提高身体对寒冷的耐受力，增强机体免疫力，可有效防止或缓解鼻部不通气状况。

迎香穴属于手阳明大肠经，位于鼻旁，脉气直通鼻窍，故通经活络、通利鼻窍的作用甚强，是治疗各种鼻子疾患的要穴；此穴为手、足阳明经的交会穴，可通调两经经气，疏泻两经风热，故通利鼻窍、疏面齿风邪的作用较强，是治疗各种颜面疾患的要穴。如在《杨敬斋针灸全书》中记载："鼻塞不闻香臭，迎香、人中、上星、太渊。"

一用就灵

患者，男，41 岁，患过敏性鼻炎 3 年，近 1 个月无明显诱因加重，出现喷嚏、清水样涕、鼻塞、鼻痒等症状，每天症状持续或累计 1 小时以上，偶伴有眼痒、结膜充血等眼部症状。体征：见鼻黏膜苍白、水肿，鼻腔水样分泌物。治疗采用针刺上印堂、鼻通、迎香、足三里穴。病人取仰靠位，常规消毒针刺，迎香穴和鼻通穴以出现酸胀感为度，足三里行补法，留针 30 分钟。隔日治疗 1 次，治疗 1 个月后患者症状明显好转。

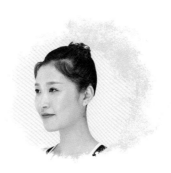

清热祛火的开关

内庭
中冲
行间

"上火"为民间俗语，又称"热气"，可以从中医理论解释，属于中医热证范畴。中医认为，人体阴阳失衡，内火旺盛，即会上火。因此，所谓的"火"是形容身体内某些热性的症状，而上火也就是人体阴阳失衡后出现的内热证候，具体症状如眼睛红肿、口角糜烂、尿黄、牙痛、咽喉痛等。最常见的上火证候为心火、胃火和肝火。心火表现为反复口腔溃疡、牙龈肿痛、口干、小便短赤、心烦易怒等；胃火表现为上腹不适、口干口苦、大便干硬、舌苔黄腻；肝火表现为情绪容易激动、口干舌燥、口苦、口臭、头痛、头晕、眼干、睡眠不稳定、身体闷热、舌苔增厚等。"上火"症状如果不及时处理，时间长了会消耗阴液，变生其他的症状。人身体中泻火的腧穴很多，以下介绍几个分别能够祛除心火、胃火和肝火的腧穴。

取穴 ▌ 内庭、中冲、行间。

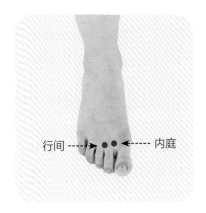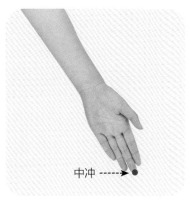

行间 ---→ • • ←--- 内庭

中冲 -----→ •

**腧穴
定位** ▌ **内庭：** 在足背，当第2、3趾间，趾蹼缘后方赤白肉
际处。

中冲： 在手中指末节尖端中央。

行间： 在足背侧，当第1、2趾间，趾蹼缘后方赤白肉
际处。

功效 ▌ 清热泻火，理气止痛。

操作方法

用一根棉棒，或者用笔的末端，或者将牙签倒过来，只要是
圆钝头的东西都可以。然后用这些物品的圆钝头连续扎刺内庭、
中冲和行间穴，以感觉轻度疼痛为宜（3 ~ 5 分钟）。此法可取得
与针灸相同的效果。

> 疗　　程 • 每天1次，2周为1个疗程。
> 注意事项 • 点按时不可用力过猛，防止损伤皮肤。

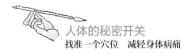
**一语
道破**

内庭穴和行间穴分别是足阳明胃经和足厥阴肝经的荥穴。"荥"有泉水已成小流的意思。《难经·六十八难》中指出："荥主身热。"说明荥穴主要应用于热证。《灵枢·本输》中说："内庭，次趾外间也，为荥。"**内庭穴**具有清胃泻火、理气止痛的功效，可以说是热证、上火的克星。**行间穴**是肝经的荥穴，有疏肝泻火的功效。**中冲穴**是心包经井穴，而心包可以保护和辅佐心脏部分功能，心为君主之官，主血脉，故捻动中冲穴有调理气血、疏通经络之功效，气血调畅，各守其位，起到治愈疾病的效果。井穴在手指末端，有交通阴阳的作用，在心包经井穴上刺激，有很好的清泻心火的功效，还能治疗神志昏迷等症。古代文献记载，中冲穴可治疗昏厥、热病、心烦闷、心痛、中风昏迷、舌强肿痛、中暑、小儿夜啼、咽喉肿痛、头痛如破、身热如火，都是利用了中冲穴清热醒神的功效。

**一用
就灵**

李某，男，30岁，右下门牙疼痛4天。开始尚可忍，昨日疼痛剧烈，忍痛握唇求医。检查见右下门牙靠唇侧可见豆粒大脓包，该牙略松动，叩痛，口臭。舌红苔黄腻，脉弦。症属火毒上壅，治宜清热泻火，排脓。针右侧合谷、内庭，泻法，留针30分钟，每5分钟行针1次。阿是穴（脓包）用三棱针点刺排脓，1次而愈。

对于上火，首先要看属于哪个脏腑的"火"。哪个脏腑的火盛，就可以采用哪个脏腑所属经络的穴位进行治疗。以上病例，属于胃火亢盛，因此采用内庭、合谷两个穴治疗，能够清泻胃火，且起效非常迅速。此外，上火还应辨虚实，看是属于实火还是虚火。**实火**指阳热亢盛实热证，以肝胆、胃肠实火为多见，表现为口舌生疮，高热，头痛，目赤，渴喜冷饮，烦躁，腹胀痛，大便秘结，小便黄，舌红苔黄干或起芒刺，脉数实，甚或吐血、鼻出血等。治疗上宜采用苦寒制火、清热解毒、泻实败火的原则和方法。**虚火**多因内伤劳损所致，如久病精气耗损、劳伤过度，可导致脏腑失调、虚弱而生内热、内热进而化虚火，表现为乏力，口舌生疮但是疼痛不太剧烈，面部痤疮以结节型和囊肿型为主，咽痛但疼痛不甚剧烈，病程较长等。对于虚证的"火"，在治疗和调理时，要注意扶助正气，刺激强度宜轻。对于实证的"火"，以泻实为主，刺激强度宜强。

上火以后，生活中还要注意劳逸结合，饮食上要注意多吃富含维生素的蔬菜、水果，多喝水，少吃辛辣煎炸食品，少吸烟、喝酒。上火和心理状态也有密不可分的关系，保持乐观积极的生活态度其实是最好的灭火剂。可尝试吃去火的食品，但也需对症。比如吃莲子汤去心火，吃猪肝可去肺火，喝绿豆粥去胃火，喝梨水去肝火，吃猪腰去肾火。吃水果也要注意，有的水果性属热性，比如荔枝、橘子、菠萝、桂圆、石榴、芒果等；食品中的葱、姜、蒜、酒、辣椒、胡椒、花椒、熏蒸食品、麻辣烫等也属热性，如身体不适再过食热性食物，易致上火。

行气利咽的开关

少商
列缺

咽痛分为急性和慢性两类。咽部出现各种不适感觉，如异物感、发痒、灼热、干燥、微痛、干咳、痰多不易咳净，讲话易疲劳，或于刷牙漱口、讲话多时易恶心作呕，均是慢性咽炎的表现。多见于成年人，病程长，易复发，症状顽固，较难治愈，给人们的日常生活造成了极大的影响。急性咽痛多见于急性咽喉炎，急性发作时，疼痛剧烈，影响吞咽和进食，也会对生活造成较大的影响。因此，对于咽痛找到切实可行的缓解方法显得十分重要。

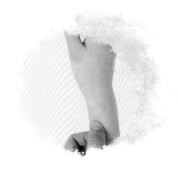

取穴 ▌ 少商、列缺。

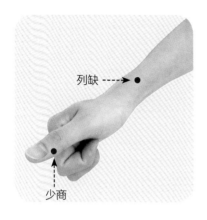 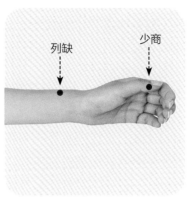

腧穴
定位 ▌ **少商：**手拇指末节的桡侧，距指甲角 0.1 寸。
列缺：桡骨茎突上方，腕横纹上 1.5 寸，当肱桡肌与拇
长展肌腱之间。

简便
取穴 ▌ **列缺：**两手虎口自然平直交叉，在示指（食指）端到达
的凹陷处即为列缺穴。

功效 ▌ 利咽，宣肺，行气。

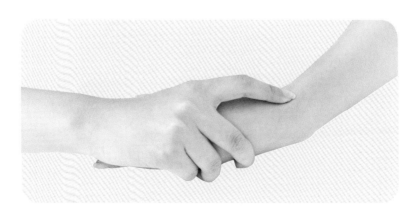

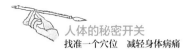
操作方法 1

点刺放血法：用酒精在少商穴处常规消毒，取三棱针或一次性注射器针头，在少商穴点刺 1 下或 2 下，放出新鲜血液，一般 30 ～ 40 滴，如果血流出不畅，可以用蘸有酒精的棉签反复在该穴处进行擦拭，刺激局部出血。或者让其他人帮助，紧捏拇指下端，用力从拇指下端向少商穴处进行挤压，把血挤出。待出血停止后，用棉签在少商穴处按压。

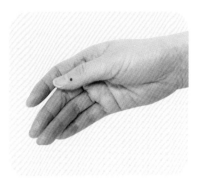

操作方法 2

按摩法：用拇指尖轻轻掐揉少商和列缺穴，感觉微痛即可，对防治慢性咽炎非常有效，还可以预防感冒。

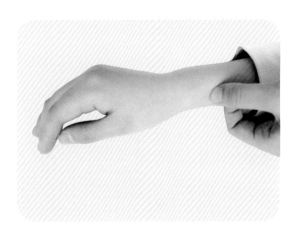

| 疗　　　程 | ● | 放血疗法每天 1 次，直至咽部不适症状缓解。 |
| 注意事项 | ● | 点刺放血法的操作必须消毒严格，需要在掌握一定的操作技巧时使用。 |

一语道破

《外科理例》曾记载："一人喉闭，肿痛，寒热，脉洪数。此少阴心火、少阳相火二经为病，其症最恶，惟刺患处出血为上。彼畏针，先以凉膈散服之，药从鼻出。急乃愿刺，则牙关已紧，不可针。遂刺少商二穴，以手勒去黑血，口即开。仍刺喉间，治以前药，及金钥匙吹之，顿退。又以人参败毒散，加芩、连、玄参、牛蒡子，四剂而平。"这是古代医籍中记载的一个针灸、中药治疗咽喉疼痛的典型病案。一个病人咽喉肿痛，发热恶寒，脉洪数。属于手少阴经心火和少阳经相火所导致的疾病。这个非常危险，只有在患处刺络放血的方法才是最好的。但是这个患者怕针，于是给他开了凉膈散，因为不能吞咽，从鼻子里把药灌了进去。因为病情紧急，患者愿意针刺了，但是他牙关紧闭，不能在患处进行放血。于是选择在少商穴针刺放血，用手把黑血勒出以后，患者就能张嘴了。之后又给他服用了人参败毒散等中药，吃了四剂以后患者痊愈。从这个病例中可以看出，少商穴刺络放血，具有非常快的效果。为什么少商放血效果这么快？少商属手太阴肺经，居肢体末端，脉气细小，故而得名。**少商穴有泄热开窍、回阳救逆、利咽镇痉之功效，是急救穴位之一。**能快速泻热，因此取效迅速。

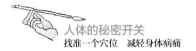

列缺穴具有宣肺解表、通经活络、通调任脉的功效。此穴是手太阴肺经络穴，通行表里阴阳之气，邪气在表时可借宣散肺气之功祛风解表，邪气入里时又可借表经之道，引邪外出，故具有疏风解表、宣肺理气、止咳平喘之效，**是治疗伤风外感病的要穴，可以治疗外感风寒所致的咽部不适**。肺经不上头面，但列缺能治疗头项、颜面疾患，是因为此穴为肺经络穴，直接联络手阳明大肠经，可通调两经经气，治疗两经病变，大肠经上颜面，其支脉通项后大椎，故列缺具有清热散风、通络止痛之功，又可治疗经气阻滞、气血运行不畅所致的咽部不适。此外，列缺还是八脉交会穴之一，通任脉，所以具有调理任脉经气，治疗任脉病变的作用。任脉的循行通过咽部，因此列缺穴能够行气利咽止痛。

一用就灵

杨某，女，35 岁，每天早上起床咳嗽，有咽部不适 3 年，伴恶心泛酸，偶有咽部疼痛，易发脾气。在西医院诊为慢性咽炎，用各种西医方法均未收到好的效果，遂来本院就诊，经检查：体温 37℃，血常规提示无明显异常，舌红苔黄，脉弦，咽部充血。中医辨证属肝郁化火型，针以期门、列缺、太冲、曲池，并在少商穴放血。1 周 3 次，治疗 4 次后患者自述明显好转。

手部皮肤比较厚，因此患者自己第一次在少商穴处放血时，需要其他人协助。而且患者操作不熟练的时候，不敢下针，往往点刺几下都比较表浅，放出的血量不多，这样也会影响效果。要求在点刺放血时，尽量放出充足的血，这样止痛效果比较明显。放血结束后，立刻会感到咽部疼痛减轻，可以适当喝点淡盐水，慢慢一小口一小口喝下去，第二天基本上症状就会消失。

咽痛、咽部不适还需要辨证。急性咽痛多属于实证、热证，慢性咽痛、咽部不适多属于虚证、气滞或者痰凝。对于急性咽痛，可以采用点刺放血的方法，对于慢性咽痛，一般可以采用按摩的方法，必要时可以点刺放血。

另外，慢性咽炎的生活调摄也很重要。有些病人由于长期受粉尘或有害气体刺激、烟酒过度或其他不良生活习惯等引起；也可以是某些全身性疾病的局部表现，如贫血、糖尿病、肝硬化及慢性肾炎等；职业因素：如教师、演员等，因长期多语言和演唱，可刺激咽部，引起慢性充血而致病，因此，早期预防性地刺激少商、列缺穴，并注意饮食、生活规律，则有助于保护咽喉部，减少咽炎的发生，同时，做到饮食生活规律，劳逸结合，增强机体免疫功能，进而提高咽部黏膜局部功能状态。

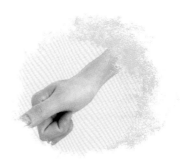

明目的开关

小骨空
养老
太阳

眼睛是人体十分重要的器官，是视觉器官，它接受光的刺激，使机体能够感知到客观物体的形象、颜色和运动。由于日常的各种不良习惯，导致眼睛出现了很多问题。随着年龄的增长，眼睛的功能也在日渐退化，所以，老年人很多都会有老花眼的毛病。而年轻人，由于从小就开始上学，再加上平时看书学习的时候不注意坐姿，逐渐导致了近视。其实很多视力刚开始有稍微下降的人，尚属假性近视，只要平时多加注意，是可以恢复到正常视力水平的。常见的眼睛问题，包括视力下降、视物模糊、视物变形或者眼前出现小黑点等，会给生活带来不便。

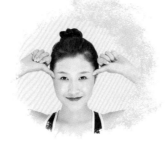

取穴 ▍ 小骨空、养老、太阳。

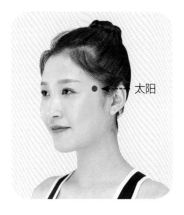 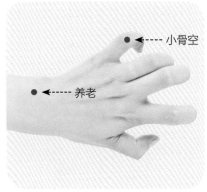

腧穴
定位

小骨空：握拳，掌心向下。在小指背侧近端指间关节的中点处。

养老：手掌面向胸，当尺骨茎突桡侧骨缝凹缘中。

太阳：在颞部，当眉梢与目外眦之间，向后约 1 横指的凹陷处。

功效 ▍ 明目，清热，利窍。

操作方法 1

　　悬灸法：在小骨空穴处，采用艾条悬灸，每次灸 5 ~ 10 分钟，直至局部皮肤发热发红。

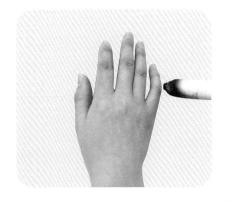

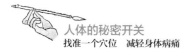

操作方法 2

按摩法：按摩方法一般以指揉法为主，用手指腹吸定在太阳、养老、小骨空穴上，腕部放松，做柔和而有渗透力的摆动，先顺时针方向，用力稍强揉 15 圈左右，相反方向再揉 15 圈左右，可解除疲劳，清脑明目。每次约 10 分钟即可，手法宜轻，不可过强刺激。

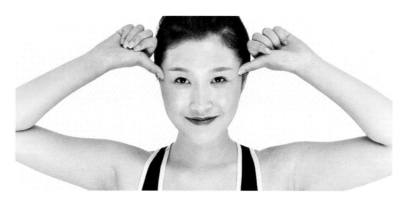

操作方法 3

点刺放血法：取三棱针常规消毒，在太阳穴点刺放血，出血量不宜过多。

疗　　程	● 悬灸法和按摩法可以每天 1 次，点刺放血法每周 1 次。
注意事项	● 使用悬灸法要注意艾条和皮肤的距离不要过近，防止烫伤。
	● 点刺放血法需要注意消毒，必须在熟练掌握该技术的情况下使用。

人上了年纪，常常会出现头晕眼花、耳鸣耳聋、肩臂酸痛等老年症。在中医经络学中，手腕处有一个穴位就是专门用来治疗以老花眼为代表的多种老年症，这个穴位也有个恰如其分的名字——养老穴。经常按摩养老穴，可以清头明目、充养阳气、舒筋活络，对老花眼、耳鸣耳聋、颈椎病、手指麻木、半身不遂、咽痛、肩臂痛等老年病都有不错的治疗效果。养老穴之所以可以治疗老年眼病，与其所在的经脉循行有关。养老穴是手太阳小肠经经穴，小肠经的循行路线经过人体的外眼角和内眼角，所以临床上不光是老花眼，凡是眼睛的疾病以及老年常见的疼痛麻木症状，该穴都可以起效。

太阳穴是经外奇穴。《备急千金要方》中说本穴"在眼小眦近后，当耳前……以两手按之有上下横脉则是，与耳门相对是也。"指出太阳穴是治疗穴位所在处和邻近处（如眼、面部）病变的常用穴。因此，太阳穴也是临床中治疗眼睛疾病的主要穴位。

小骨空穴也是经外奇穴，《玉龙歌》中曾记载："风眩目烂最堪怜，泪出汪汪不可言，大、小骨空皆妙穴，多加艾火疾应痊。"此文中说明，该穴可以治疗各种眼睛的症状，如目赤目痛等症状，可以采用艾灸治疗。

任某，男，64 岁，2 个月前无明显诱因出现双眼视物不清，常有黑点在眼前晃动，似有飞蚊，经眼部 B 超检查显示玻璃体混浊、液化，诊断为：眼睛飞蚊症。予以口服沃丽汀片后效果不佳，遂来我院就诊。刻诊：神清，双眼视物不清，常有黑点在眼前晃动，似有飞蚊，可呈线状、点状、团状等，伴见头晕耳鸣、腰膝酸

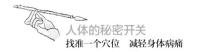
软、失眠多梦、舌红少苔、脉细弱。

西医诊断：眼睛飞蚊症。

中医诊断：云雾移睛。辨证为肝肾亏虚，气血不足。

取穴：以睛明、风池、太阳、养老、小骨空、关元、足三里、三阴交、太溪、太冲为主，配以四白、光明、肝俞、肾俞、脾俞。每日 1 次，1 周 4 次，治疗 4 周后，患者自觉视物清晰，飞蚊消失，后坚持巩固治疗 2 周，行眼部 B 超检查示玻璃体混浊消失。

中医学称飞蚊症为"云雾移睛"，认为本病病位多在肝、肾，病机多为肝肾亏虚、气血不足或湿热蕴结中焦而使清阳不升、浊阴不降，导致目窍失于滋润、濡养。太阳穴邻近眼睛，为局部取穴，养老穴、小骨空为远端取穴，同时辨证选取诸穴，对症治疗，使目有所养，有效地缓解了患者症状，促进视功能的改善。

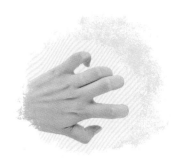

第四讲

外科病症

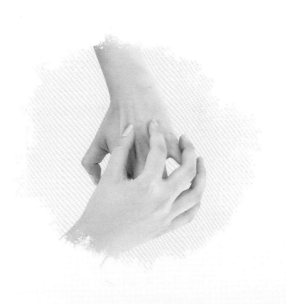

治腰痛的开关

腰痛点

腰痛是一个常见的症状，引起腰痛的原因很多。除运动系统疾病与外伤以外，某些器官的疾病也可引起腰痛。如泌尿系炎症或结石、肾小球肾炎、某些妇科疾病、妊娠、腰部神经根炎和某些腹部疾病皆可出现腰痛。本篇所讲主要为除各种器质性病变外，由于急性腰扭伤而出现的急性腰痛。在日常生活中，不经意的动作过大或不协调；或者搬运重物用力过猛；或者突然改变体位等都有可能损伤腰部肌肉、引起小关节的错位和滑膜嵌顿，从而出现剧烈的疼痛。急性腰扭伤发生后，腰部肌肉就会瘀血、水肿、肌肉紧张。治疗以行气止痛为主。人体有一些行气止痛的穴位对于改善急性腰痛效果极佳，腰痛穴即是其中之一。

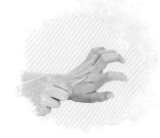

取穴	腰痛点。
腧穴定位	在手背侧，当第2、3掌骨及第4、5掌骨之间，腕横纹与掌指关节中点处，一侧2穴，左右共4个穴位。
功效	舒筋通络，化瘀止痛。

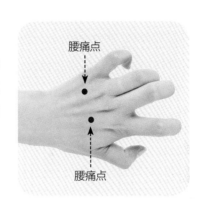

操作方法 1

　　牙签点按：用手指按揉需要一定的力度。对于力量较差不能持久按揉者，可以选择用牙签进行点按。使用牙签比较钝的一头，在腰痛点穴位处用力向下按压，直到出现酸胀、疼痛感觉为度。每次点按1分钟，休息片刻，可以重复操作，点按5分钟左右。

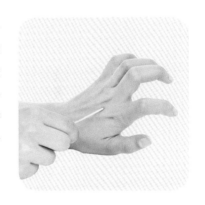

操作方法 2

　　按揉法：用拇指和示指（食指）分别点按腰痛点，向下用力，带动局部皮肤和皮下组织，连续做点、按、揉，使局部产生酸、麻、胀、重感觉。可重复以上动作用力按揉，每次治疗10分钟左右。

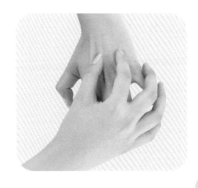

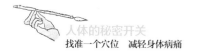
操作方法 3

刮痧法：取适量刮痧油，用刮痧板角部刮拭腰痛点穴 2 分钟，稍微出痧即可。

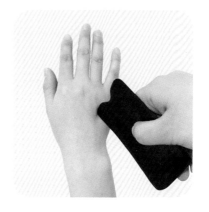

疗　　程 • 牙签点按、按揉法可每天操作 1 次，刮痧法 1 周 2 次或 3 次。

注意事项 • 采用刮痧法和按揉法治疗时，应把握操作时间，力度不宜过强，防止皮肤损伤。

一语道破　　　急性腰痛属于中医学"闪腰岔气、腰痛、伤筋"范畴，为临床急症。中医学认为，腰扭伤后气血阻于经络、肌肉、关节，造成气滞血瘀，运行不畅，不通则痛。急性腰痛患者局部疼痛明显，腰部活动受限，严重影响生活及工作。**"腰痛点"属于经外奇穴，对治疗急性腰扭伤有显著疗效**，该穴虽然不位于十二经络的主干线上，却能激发十二经络之阳气，通引督脉阳气，阳气通畅则能统血而行，气血流畅，经络得通，筋骨肌肉得以濡养，从而达到"通则不痛"的治疗目的。但需要注意的是，该穴位于手背部，感觉敏感，年轻、体质较好的患者容易接受，配合较好，治疗效果相对突出，对于年老、体质较虚弱者应根据个体耐受度，及时调整手法的强度，以取得最佳效果。

王某，男，22岁，由于腰部疼痛1天前来就诊。自诉在家抬物负重，突感腰部疼痛不能直立，活动受限，转则痛甚，尚能坚持行走。外用止痛膏无效。查体：脊柱无侧弯，腰脊部疼痛拒按，无红肿，无下肢放射痛。诊断为急性腰扭伤。行针刺，取双侧腰痛点向掌中斜刺0.4～0.6寸，得气后行以小幅度提插、慢捻转，针感扩散至手的整个前半部，行针时嘱患者作腰部旋转活动，活动幅度由小到大，每5分钟行针1次，留针20分钟，每日1次，针刺3日后患者腰部疼痛消失，腰部活动度恢复正常，随访未复发。

急性腰痛发作急，疼痛剧烈，本案例中患者由于提取重物的姿势不当，扭转过度而导致腰部及督脉气血凝滞，络脉阻滞，经脉拘急，使腰部肌肉挛急而不能俯仰。因为督脉为"阳脉之海"，针刺经外奇穴"腰痛点"，可通调督脉经气，激发阳气，调和气血；腰痛点作为经外奇穴，可以促进腰部气血流畅和通引督脉的阳气，达到通则不痛，缓解急性腰扭伤的疼痛程度。同时适当活动腰部，可以促进腰部和督脉的气血流畅。针刺与导引相结合，使经络凝滞之气血通畅，"通则不痛"，其病自愈。

治网球肘的开关
曲池

网球肘又称为"肱骨外上髁炎"，临床主要表现为肘关节外髁处局限性疼痛，并且可以向前臂放射，尤其是在做内旋动作时。肱骨外上髁有明显压痛点，按压时出现尖锐的疼痛。患者握力减弱，前臂自觉无力，屈伸活动正常，但是旋转活动受限，握拳旋转时疼痛，在静息状态时一般多无症状。患者常会感觉持物无力，如提热水瓶、拧毛巾，甚至扫地等动作时均感疼痛乏力，严重者可由于剧痛无法持物，静息后再活动或遇寒冷时疼痛可能加重。由于打网球的人经常反手挥拍，如果运动不得法容易诱发此症，因此俗称"网球肘"。《灵枢·经脉》指出：手阳明大肠经的主治病症为"主津所生病者……臂前臑痛……"曲池穴是手阳明大肠经的重要穴位之一，且邻近肱骨外上髁，其行气止痛效果不容小觑。

取穴	曲池穴。
腧穴定位	在肘横纹外侧端，屈肘，当尺泽与肱骨外上髁连线中点。
功效	疏经通络，调和气血，消肿止痛；清热解表，散风止痒。

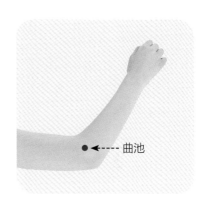

曲池

操作方法 1

点按法：用拇指或点穴棒在曲池穴处用力向下按压，直到出现酸胀、疼痛感觉为度。每次点按 1～2 分钟，休息片刻后可以重复操作，点按 5 分钟左右。

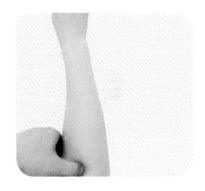

操作方法 2

按揉法：用拇指按揉曲池穴，向下用力，连续做点、按、揉，使局部产生酸、麻、胀、重感觉，揉动时需带动局部皮肤和皮下组织。可重复以上动作用力按揉，每次治疗 10 分钟左右。

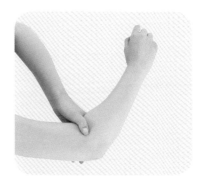

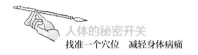
操作方法 3

刮痧法：取适量刮痧油，用刮痧板角部刮拭曲池穴 2 分钟，稍微出痧即可。

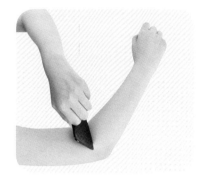

操作方法 4

悬灸法：选用一根艾条，在一端点燃，将点燃的一端置于曲池穴皮肤上方约 1 厘米处施灸。施灸过程中如自觉皮肤灼热疼痛，可将艾条适当远离皮肤表面，待灼痛感缓解后继续施灸。每次灸 5 ~ 10 分钟，如考虑操作的方便性及安全性，可选用随身灸。

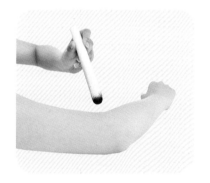

疗　　程 • 隔日 1 次。

注意事项 • 采用刮痧法和按揉治疗时，应把握操作时间，力度不宜过强，防止皮肤损伤。

外科病症

　　网球肘属"痹证"范畴，主要是由于劳损所致。肘腕长期操劳，"劳则气耗"，气血失养；或者感受风寒，脉络失和而产生疼痛。本病的压痛点就在曲池穴周围，我们选择曲池穴，是因本穴属于手阳明经合穴，可以补充卫气的不足。肘部局部疼痛和功能障碍多由经络气血阻滞，筋脉损伤，瘀血内停不畅而产生。曲池有行气活血、舒筋通络止痛的作用，能通调阳明经气机、疏通经络、运行气血，达到阴阳平衡。

　　刘某，女，33岁，右肘部疼痛半年，加重1个月，前来就诊。患者半年前劳动时损伤致右肘部疼痛，症状逐渐加重，劳累后疼痛明显，并向前臂放射，伴右手无力感，不敢用力握物与提重。检查右肱骨外上髁及右肘关节处有局限性压痛，抗阻力伸腕试验疼痛加剧。诊断为右肱骨外上髁炎。给予曲池、手五里、阿是穴针刺治疗，隔日1次，3次后明显减轻，5次治愈。随访2年未复发。

　　网球肘多发于肘关节过度机械性运动或腕肘用力不当致局部损伤的成年人。初期出现症状时，患者多不予重视，做不到上肢的良好休息，加之治疗不彻底，很容易复发或拖延数年不愈。曲池穴为手阳明大肠经之合穴，位于肘关节桡侧端与肱骨外上髁连线的中点，在临床检查网球肘的体征和相关组织的反应时，此处多有明显的穴位反应，该穴主治上肢麻痹，肘部不适。现代研究表明，局部刺激曲池，可以改善局部血液循环，降低感觉神经兴奋性，具有镇痛作用。

治落枕的开关

落枕
肩井

　　落枕是一种常见病，常常是入睡前无任何症状，晨起后却感到项背部明显酸痛，颈部活动受限，与使用的枕头及睡眠姿势有密切关系。颈肩部肌肉的过度使用、不良的睡眠姿势或寒湿的环境因素，都可能引起颈椎关节活动紊乱或颈肩部肌肉痉挛，从而造成局部缺血性疼痛和活动受限。诱发落枕的常见原因包括：伏案工作过久、长时间使用掌上数码产品导致颈肩部肌肉劳损；睡眠姿势不正确，枕头高度或床垫软硬度的选择不合理；睡前或睡中颈肩部受寒湿空气的侵袭；既往颈肩部组织有损伤，如已确诊的颈椎病或肩周炎；缺少运动，颈肩部局部组织缺少良好的血液供应。落枕多发于青壮年人群，尤其是伏案工作或睡觉贪凉的人。但近年来，随着人们生活习惯的改变，尤其是电子产品（手机、平板电脑等）的过度使用，这种情况在青少年，甚至儿童中也时有发生。一旦落枕发生，会给人带来不同程度的疼痛和活动受限，落枕急性期要减少活动，切勿用力扭头，抵抗僵硬的颈椎；可以采用热敷的方式，温热可以缓解局部肌肉的痉挛，但一定要注意温度适宜，防止烫伤。人们在长期的临床实践中发现，落枕发生时经常可在手掌部找到反应点，在落枕穴附近出现结节、压痛等异常反应，在以上反应点进行一定的刺激，常常有较好的缓解疼痛的效果。因此，逐渐总结出落枕穴这个治疗落枕的经外奇穴，可疏调颈部经络气血，舒经通络，活血止痛，疗效显著。此外，肩井穴位置在颈肩局部，也有一定的止痛效果。

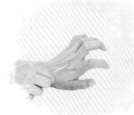

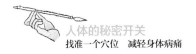
取穴 ▌ 落枕、肩井。

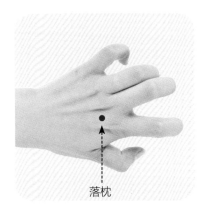

落枕

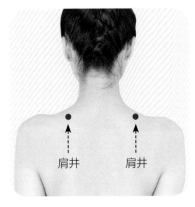

肩井　　　肩井

腧穴
定位 ▌ **落枕：** 在手背侧，当第 2、第 3 掌骨之间，掌指关节后约 0.5 寸处。

肩井： 第 7 颈椎棘突与肩峰最外侧点连线的中点。

功效 ▌ 舒筋活络止痛。

操作方法 1

　　牙签（或笔头）点按法：用牙签钝头或圆珠笔头（不是笔尖）点按落枕穴，穴位局部可出现酸麻胀感，每次点按 1 分钟，抬起牙签（笔头），休息片刻，可以重复操作，点按 5 分钟左右。

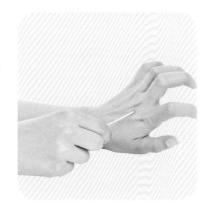

操作方法 2

按揉法： 用拇指的指尖切压揉按落枕一侧的"落枕穴"，并同时活动被切压手的手指，以加强穴位的指压感觉。按摩手部的同时，缓慢活动颈部：将头稍向前伸，由前下方缓缓低下去，使下颌向胸骨上窝靠近，颈部肌肉保持松弛，然后将头轻轻地缓慢地左右转动，幅度由小逐渐加大，并将颈部逐渐伸直到正常位置。转动时以基本不出现疼痛的最大幅度为限。

操作方法 3

拔罐法： 选取适当及舒适的体位，在患侧肩井穴处消毒。用镊子夹酒精棉球点燃，在玻璃罐内绕一圈再抽出，迅速将罐罩在患侧肩井穴上，即可吸住。留罐：将罐吸附在体表后，使罐子吸拔、留置于施术部位，一般留置 5~10 分钟。如果操作不熟练，可以使用抽气罐进行操作。将选好的罐具顶部活塞上提一下，以保证通气。将抽气枪口轻轻套住罐具顶部活塞后，垂直快速提拉杆数次，至拔罐内皮肤隆起，病人可耐受为度。罐具吸附于体表之后，将抽气枪口左右轻轻旋动向后退下，轻按一下罐具活塞以防漏气。治疗结束时提一下活塞即可。

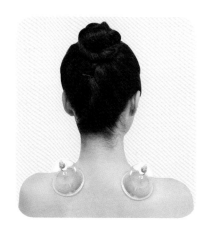

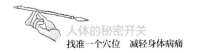
疗　程 • 点按法和按揉法可以每天操作数次，拔罐法每天 1 次，直至症状消失。

注意事项 • 当出现落枕症状时，落枕穴局部压痛明显，操作时力度可以由轻到重，防止刺激过度。

• 点按及按揉穴位时，适当活动颈部，切勿幅度过大。

• 拔火罐时切忌火烧罐口，否则会烫伤皮肤；留罐时间不宜超过 20 分钟，否则会损伤皮肤。使用抽气罐时，吸拔的次数不宜过多，以免拔罐力度过强，损伤皮肤。

• 若自己处理后不能有效缓解疼痛，应及时去医院就诊，由专业医生进行诊治。

一用
就灵

　　王某，女性，38 岁，因颈部不能转侧 2 天前来就诊。患者两天前晨起后颈部牵强作痛，头不能转侧。曾用药物治疗，效果不佳。予针刺双手落枕穴，行针至患者出现重胀感后留针，5 分钟后再次行针，患者头可以转动，留针 15 分钟后起针，患者即感颈痛明显减轻。治疗 3 次后痊愈。

　　落枕多因睡眠姿势不良，枕头过高或过低，使颈项一侧的肌群在长时间内受到过度牵拉或过度受压；或因颈项部着凉受寒，局部气血失调，经络受阻；或因颈部突然用力转向一侧，致使颈部一则肌群痉挛或扭伤；或因肩部负重过大过久，致使局部血运不畅，代谢产物滞留，造成受累肌群挛缩。《巢氏病源·失枕候》说："头项有风，在于筋脉间，因卧而气虚者，值风发动，故失枕。"中医认为，本病多因气血偏虚，睡眠姿势不良，加之外邪侵袭，致局部气血运行不畅，经筋挛缩而引起。综上所述，落枕的治则为：温经补虚，疏通经络，祛风散寒，滑利关节。**落枕穴为经外奇穴，对治疗落枕有奇效，**同时现代医学证明，手部穴位含有丰富的神经末梢，灵敏度强，通过刺激释放神经递质可使大脑皮质抑制，降低大脑皮质对疼痛的感觉，从而提高疼痛阈值，达到镇痛的目的。

落枕的治疗和处理方法很多，包括手部腧穴的按揉刺激、肩井穴及压痛点拔罐等方法，应根据具体情况和操作的熟练程度选择不同的方法。以上方法如果处置得当，均能产生较好的疗效，能够迅速缓解症状。

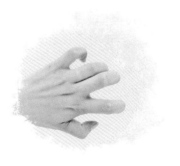

第五讲

妇科病症

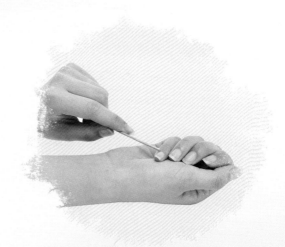

治痛经的开关

蠡沟

痛经是女性最常见的妇科症状之一，是指行经前后或行经期间，小腹及腰部疼痛，伴有腰酸或其他不适，且随月经周期反复发作者，也可称为"行经腹痛"。有的人疼痛比较轻，有的人疼痛非常严重，严重的甚至到了呕吐的程度，影响了患者的生活质量。痛经分为原发性痛经和继发性痛经两类，原发性痛经指生殖器官无器质性病变的痛经，占痛经90%以上；继发性痛经指由于盆腔器质性疾病引起的痛经，如子宫内膜异位症、急慢性盆腔炎、宫颈狭窄或阻塞、子宫前倾或后倾、肿瘤或囊肿等病变。

中医认为，情志不畅、肝郁气滞而致气滞血瘀；或因经期冒雨涉水、坐卧湿地、感寒饮冷而致寒湿凝聚；或因素体虚弱、久病体虚而致气血不足，都是导致痛经出现的原因。按照中医理论，痛经的产生无非两个因素"不通则痛，不荣则痛"，也就是说，气血不通或者气血不足，是痛经常见的两个主要病机。

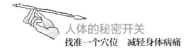
取穴	蠡沟。
腧穴定位	在小腿内侧，当足内踝尖上5寸，胫骨内侧面的中央。
功效	疏肝解郁，清利湿热，养血调经。

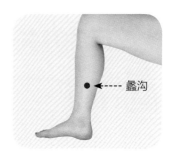

蠡沟

操作方法 1

按摩法：患者取最舒适的体位，坐位、仰卧位均可。用两手拇指指腹按压在两侧的蠡沟穴上，指腹向小腿外侧施以重压，局部可以产生酸、胀、痛感，再屈伸踝关节，加强指压的感觉，然后在该穴处用揉法放松。每次按压5分钟，点揉2分钟，共7～10分钟。

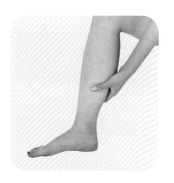

操作方法 2

悬灸法：取坐位或仰卧位，使穴位充分暴露。将艾条一端点燃，放置于蠡沟穴位上方约2厘米处，使穴位局部有温热感甚至出现灼痛感为宜。当月经将至，或者经期疼痛时，可以每次灸15分钟，平时作为穴位保养预防时，每次艾灸5～10分钟为宜。

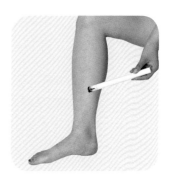

疗　　程	● 按摩法每天1次，悬灸法每天1次或2次。痛经时可以适当增加按摩和悬灸的频次。
注意事项	● 艾灸期间要时刻注意观察皮肤的变化，防止烫伤。
	● 灸后若出现咽痛、口干等症状，表明施灸量过大，可以适当减少施灸的数量和次数。

一语道破

蠡，瓠瓢也，此指穴内物质如瓠瓢浮于水中飘浮不定之状；沟，沟渠也，此指穴内物质运行循一定的道路。该穴名意指三阴交穴传来的温湿水气由本穴别走足少阳胆经。本穴物质为三阴交穴分配而来的温湿水气，因其性温，既无上升之力，又无沉降之能，温湿水气在天部层次如漂浮不定之状，但由于其温度及所处的天部层次与胆经相近，因此温湿水气分别飘行于肝胆二经，故名。蠡沟穴是肝经的络穴，"足厥阴之别，名曰蠡沟。去内踝五寸，别走少阳；其别者，经胫上睾，结于茎。其病气逆则睾肿卒疝。实则挺长，虚则暴痒。取之所别也。"凡是肝经的疾病都可以采用蠡沟穴治疗，因此该穴除了是治疗痛经的要穴之外，对于疝气、阴痒等也有很好的效果。

一用就灵

患者，女，23岁，大学生，反复发作月经时疼痛近10年。患者自来月经后即出现痛经，症状逐渐加重，每次月经时腹痛难忍，需要卧床休息，甚至伴有呕吐。月经前先感觉到腰腹部坠胀，大腿内侧酸痛，来月经第1天后小腹疼痛，以右侧为主，绞痛，月经量偏

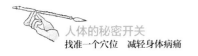

少，色黑有血块。疼痛持续 2 ~ 3 天后可自行缓解，发作时需要口服止痛药物。曾采用多种方法治疗，包括热敷、口服乌鸡白凤丸等，效果不明显。查体：患者面色偏青色、白色，四肢冰凉，小腹皮肤温度偏低，右侧小腹处有压痛，双小腿压痛明显，右侧蠡沟处压痛尤甚。追问患者，曾有经期淋雨受寒病史。考虑患者为寒凝胞宫，予蠡沟穴处温针灸，小腹部针刺后灸盒灸。针刺时患者自觉蠡沟穴处疼痛难忍，灸后痛感逐渐减轻。该患者坚持治疗 2 个月，第 2 个月经周期时，腹痛不甚明显，可以正常学习和生活，后坚持治疗近半年，诸症消失。

痛经的辨证首先应辨别虚、实、寒、热。如疼痛喜揉按者，属虚；掣痛、绞痛、灼痛、刺痛，拒按者，属实；灼痛得热反剧者，属热；冷痛得热痛减者，属寒。痛甚于胀属血瘀，胀甚于痛属气滞，持续作痛属血瘀或湿热。此外，辨痛要结合月经情况以审虚实。如《丹溪心法·妇人》指出："经候过而作痛者，气血俱虚也"，或是"虚中有热，所以作痛""经将来作痛者，血实也""临行时腰痛腹痛乃是郁滞，有瘀血。"《傅青主女科·调经》以"若经水忽来忽断，时痛时止""经水未来先腹痛""经前腹痛""经水将来脐下先疼痛"，属实；"行经后少腹疼痛"，属虚。《医宗金鉴·妇科心法要诀·调经门》总括为："腹痛经后气血弱，痛在经前气血凝"，这些临床记载扼要地指出了痛经辨证须与月经情况结合以审定虚实。在辨别虚实寒热的基础上，根据辨证采用针对性的治疗，除了能够在月经期缓解疼痛外，还能够预防痛经的发生。此患者为原发性痛经，辨证属于寒凝胞宫，也是痛经比较常见的证型。我们采用蠡沟穴温针灸的方法，能起到很好的温经散寒的效果，可以让艾灸温经通络的作用直接传达到胞宫，起到止痛的效果。对于湿热证痛经，不适合采用此种灸法，这一点需要提醒大家注意。而对于气血亏虚所致的痛经，在针灸治疗的基础上，配合中药治疗，效果则更佳。

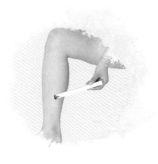

通乳的开关

乳根
少泽

母乳喂养的好处大家都知道，但是目前产妇生产后乳汁不足的情况越来越常见。产妇在哺乳时乳汁甚少或全无，不足够甚至不能喂养婴儿者，称为产后缺乳。缺乳的程度和情况各不相同：有的开始哺乳时缺乏乳汁，以后稍多但仍不充足；有的全无乳汁，完全不能喂乳；有的正常哺乳，突然高热或七情过极后，乳汁骤少，不足于喂养婴儿。乳汁的分泌与乳母的精神、情绪、营养状况、休息和劳动都有关系。任何精神上的刺激如忧虑、惊恐、烦恼、悲伤，都会使乳汁分泌减少。中医将产后乳汁不足，称为"缺乳"，亦称"乳汁不行"或"乳汁不足"。中医认为，气血虚弱，无以化乳；产后七情不遂，肝失条达，气机不畅，以致乳络不通，乳汁运行受阻；痰浊阻滞于乳络，都是缺乳的主要原因。

乳汁过少可能是由乳腺发育较差，产后出血过多或情绪欠佳等因素引起，感染、腹泻、便溏、乳汁不能畅流等，也可使乳汁缺少。除了使用催产素、吸奶器等方法之外，刺激身体的某些腧穴可以起到很好的通乳效果。

取穴 ▎ 乳根、少泽。

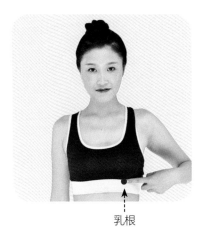 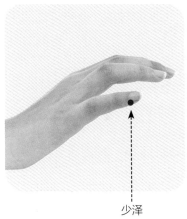

乳根　　　　　　　　　　　　少泽

**腧穴
定位** ▎ **乳根：** 当乳头直下，乳房根部，第 5 肋间隙，距前正中线 4 寸。

少泽： 小指尺侧指甲角旁 0.1 寸。

功效 ▎ **乳根：** 宽胸理气，通络催乳。

少泽： 开窍泄热，利咽通乳。

操作方法 1

按摩法： 将拇指、示指（食指）分开，用虎口处轻轻上托乳房，示指或中指稍用力下压，缓慢点揉位于肋间隙内的乳根穴 5～10 分钟，动作宜轻柔缓和，逐渐用力，使穴位出现酸胀感。为了增强效果，还可沿着肋间隙在乳房下缘其他部位点揉。

操作方法 2

刺血疗法：取少泽穴，在少泽穴的上、下、左、右，用拇指向针刺处推按，使血液聚于此处，继之用75%酒精棉球消毒，用三棱针或采血针对准消毒部位，刺入 2～3 毫米深，快进快出，轻轻挤压针孔周围，使之出血 3～7 滴，然后用消毒干棉球按压针孔。

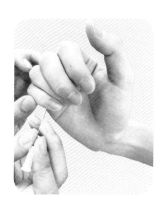

操作方法 3

牙签按压法：在少泽穴处用牙签比较钝的一头向下按压穴位，局部产生酸、胀、痛感。每次按揉 5～10 分钟。

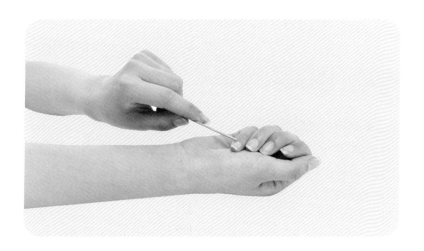

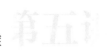

疗　程	● 乳根处按摩法每日 2 次或 3 次；刺血疗法每周 1 次或 2 次；牙签按压法每天 1 次，直至乳汁通畅。
注意事项	● **刺血疗法适用于实证缺乳患者，对于气血不足型缺乳并不适用。**
	● 乳根按摩和牙签按压法，操作时取穴稳、准，手法宜适度，不可用力过猛，以防对自己造成损伤。
	● 刺血时注意无菌操作，防止感染。

一语道破　　乳根穴是足阳明胃经的穴位，是胃经中的脾土物质屯驻的地方。**乳根穴善通络催乳，配少泽治疗乳少，也是治疗乳房疾病的主穴，还可宽胸理气，为治疗心前区疼痛之常用穴。**少泽，少，阴也，浊也；泽，沼泽也。该穴名意指穴内的气血物质为天部的湿热水气。少泽穴因有地部孔隙连通小肠经体内经脉，穴内物质为小肠经体内经脉外输的经水，经水出体表后气化为天部的水湿之气，如热带沼泽气化之气一般，故名。少泽穴又叫小吉穴、少吉穴，孝少，阴也、浊也。吉，吉祥也。小吉、少吉名意指本穴中的气化之气为无火的炎上特性的水湿之气。本穴物质虽为小肠经体内经脉的外输湿热水气，但因其从体内出体表后水液气化散去了较多热量，成为天部的水湿之气后其温度并不算高，无火的炎上特性，因而对于天部中的金性之气来说是吉祥之事，故名

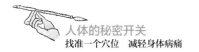

小吉、少吉。少泽穴是手少阳小肠经的井穴，除了能治疗乳少、乳痛外，还能治疗胸胁痛、头痛等症。《针灸大成》中记载："无乳：膻中（灸）、少泽（补），此二穴神效。"也就是说，少泽和膻中是治疗缺乳的要穴，有神效。

一用就灵

患者，女，26岁，第1胎。因生产时失血过多，体质虚弱，产后乳少，经口服中药、西药，食用滋补食品后，仍乳少，随来医院就诊。于膻中、少泽、乳根、足三里等穴处针刺，并在乳根、膻中穴处用灸盒灸，留针30分钟。针后患者自觉乳房发胀，当晚分泌乳汁较前增加。患者后自行在家中艾灸乳根、膻中和少泽穴，乳汁逐渐增多，可以满足孩子的需要。

产后缺乳应分辨虚实。虚证多属于气血虚弱，乳汁化源不足所致，一般以乳房柔软而无胀痛为辨证要点；实证往往由于肝气郁结，或热邪凝滞，乳汁不行所致，一般以乳房胀硬或痛，或伴有身体发烫为辨证要点。临床需结合全身症状全面观察，以辨虚实。对于虚证，可以采用灸法，按摩穴位时手法宜轻，起到补的作用；对于实证，可以采用放血疗法，如果采用按摩法时，手法宜重，起到泻的作用。

止带的开关

带脉

白带是由宫颈腺体、子宫内膜、前庭大腺分泌物及阴道黏膜的渗出物组成的。正常白带呈稀糊状，透明或白色，无气味，$pH \leqslant 4.5$，其量及性状随月经周期稍有变化。当白带的色、质、量等方面发生异常改变时，称为白带异常。俗话说："十女九带"，带下病是妇科门诊最常见的疾病之一，约占妇科门诊的60%。白带异常是女性生殖系统炎症、肿瘤的主要病征之一，且不同的疾病会引起不同的白带异常表现。

白带增多是白带异常的常见症状。从医学上讲，白带多有生理性和病理性的区分。常见的生理性白带增多有几种情况，如女性在排卵期白带极度稀薄而透明，排卵后2~3天，白带又逐渐变黏稠和浑浊，量也渐渐减少；女性怀孕时由于性激素的分泌增加，随着胎儿渐渐长大压迫母体的盆腔及阴道，促使子宫颈腺体增生，分泌较多稠浓的黏液。这些情况引起的白带多是无须治疗的，只需注意平时的卫生和营养即可。病理性的白带增多最常见于炎症性疾病，白带的量和性状都会发生变化，如无色透明黏性白带、凝乳状白带、白色或灰黄色泡沫状白带等。

中医将这类症状称为"带下病"，是指带下量明显增多或减少，色、质、气味异常，或伴有阴部瘙痒、灼热、疼痛、坠胀，兼有尿频、尿痛、小腹痛、腰骶痛等局部或全身症状。这里着重论述的是带下病中的带下过多。中医认为，此病的病因是湿邪为患，伤及任、带二脉，使任脉不固，带脉失约而致。

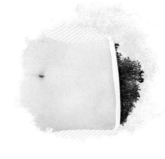

取穴	带脉。

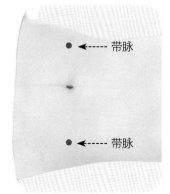

带脉

带脉

腧穴定位	在侧腹部，当第 11 肋骨游离端下方垂线与脐水平线交点处。肝经章门穴下 1.8 寸。
简便取穴	侧卧位。双臂上举，取一线通过脐中沿水平线绕腰腹一周，与腋中线相交，按压有酸胀感，即为此穴。
功效	健脾利湿，调经止带。

操作方法 1

悬灸法：取一根艾条，在一端点燃，将点燃的一端距离带脉穴上方 2～3 厘米处施灸，灸至该穴处出现温热感，或者向会阴部放射感，或者出现疼痛感为宜。每次施灸 10～15 分钟。

操作方法 2

温灸器灸：用普通的灸盒，放置在带脉穴处，将艾条剪成 1.5～2 厘米的艾段，或选择现成的艾段，1 根或 2 根，点燃放置在灸盒内，每次施灸 15～30 分钟。

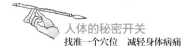
疗　　程	● 每天 1 次。
注意事项	● 艾灸期间要时刻注意观察带脉处的变化，防止烫伤。
	● 艾灸前后多饮用温开水。
	● 艾灸带脉穴治疗白带过多有较好的效果，一般经过 2～5 次治疗即可见效。若患者表现为血性白带或水样恶臭样白带，应及时进行相关的妇科检查，以排除妇科肿瘤等疾病。

一语道破

带脉穴，"带"，衣带、束带，腰部的环带区域，又指带下病；"脉"，指经脉。带脉穴与肚脐相平，属于足少阳胆经，穴当带脉所过，又是足少阳胆经和带脉之会，擅治妇女带下之病，故名"带脉"。**带脉为治妇科疾患的首选穴。**《针灸大成》中记载，"妇人小腹痛，里急后重，瘕疝，月事不调"；《医宗金鉴》记载，主治"疝气，偏堕于肾，及妇人赤白带下等证"，也就是说，带脉穴还可以治疗痛经、月经不调、疝气等症状。

一用就灵

《针灸资生经》中记载："一妇人患赤白带下，有人为灸气海未效。次日为灸带脉穴，遂愈。"这个故事中记载，一位女性患有带下病，带下颜色红白相间。有人为这位患者进行艾灸治疗，选择的是气海穴，但是没有起效。第 2 天又在带脉穴处进行施灸，症状痊愈。

曾诊治一腰痛患者，女，39 岁，腰痛 1 个月余，加重 3 天。来就诊后按照急性腰痛治疗，在腰痛局部阿是穴、委中穴处针刺，治疗 3 次后症状缓解，但仍遗留有轻微腰痛持续不能缓解。仔细询问病史和症状，患者诉近 1 个月来因劳累后受寒出现白带量明显增多，白带如水状，色白清稀，持续不能缓解，伴有小腹隐痛。查体在带脉穴处有压痛。于是在带脉穴处施灸，第 1 次灸了 3 壮，患者自觉小腹部非常舒服，腰痛亦明显缓解。连续艾灸两天后，白带量逐渐减少，腰痛亦消失。

　　此病例给我们很多启示。一般来说，带下病除了白带量增多，颜色、质地出现变化以外，还会伴有小腹坠胀疼痛、腰痛等症状。有的患者腰痛可能是由于盆腔炎症等疾病引起，治疗带下病的同时，也能缓解腰痛的症状。此外，该患者临床表现是典型的带脉病。带脉是奇经八脉之一，"周回季肋间，同足少阳相会"，"带之为病腹满，腰溶溶如坐水中（溶溶，缓慢貌）。"带脉出现问题的时候，往往表现为腹部肥胖，腹胀，腰腹部不适，像坐在水中的感觉。当出现以上症状的时候，都可以采用带脉穴来治疗。

　　另外，带下病还需要辨证，主要根据带下量、色、质、气味，其次根据伴随症状及舌脉辨其寒热虚实。如带下量多色白或淡黄，质清稀，多属虚证；带下量多色黄，质黏稠，有臭气，或如泡沫状，或色白如豆渣状，为湿热下注，属于实证。在治疗前应该结合全身症状及病史等综合分析，做出正确的辨证，按照辨证去治疗才能取得更好的效果。虚证艾灸最好，可以适当增加艾灸量和艾灸次数；实证采用艾灸治疗要慎重，虽然艾灸对于实证也有一定的效果，但是如果艾灸后患者的热证加重，白带变得黄浊，应该停止艾灸，找专科医生就诊。

行气散结的开关

太冲
期门

体检时，女性常常会查出来子宫肌瘤、乳腺增生或甲状腺结节。这些在中医辨证都属于本虚标实，冲任失调为本病之本，肝气郁结、痰凝血瘀为发病的核心病机，因此，在治疗上都应该采用行气化瘀消癥的方法。

乳腺增生是指乳腺上皮和纤维组织增生，乳腺组织导管和乳小叶在结构上的退行性病变及进行性结缔组织的生长，其发病原因主要是由于内分泌激素失调。乳腺增生是女性最常见的乳房疾病，其发病率占乳腺疾病的首位。近些年来该病发病率呈逐年上升的趋势，年龄也越来越低龄化。据调查有70%～80%的女性都有不同程度的乳腺增生，多见于25～45岁的女性。

子宫肌瘤是女性生殖器官中最常见的一种良性肿瘤，也是人体中最常见的肿瘤之一，又称为纤维肌瘤、子宫纤维瘤。由于子宫肌瘤主要是由子宫平滑肌细胞增生而成，其中有少量纤维结缔组织作为一种支持组织而存在，故称为子宫平滑肌瘤较为确切，简称子宫肌瘤。

甲状腺结节是指在甲状腺内的肿块，可随吞咽动作随甲状腺而上下移动，是临床常见的病症，可由多种病因引起。临床上有多种甲状腺疾病，如甲状腺退行性变、炎症、自身免疫以及新生物等都可以表现为结节。

甲状腺结节可以单发，也可以多发，多发结节比单发结节的发病率高，但单发结节甲状腺癌的发生率较高。

　　乳腺增生在中医学中称作"乳癖"，子宫肌瘤在中医学中称作"癥瘕"，甲状腺结节在中医学中称作"瘿瘤"。癥瘕是指妇人下腹有结块，伴有或胀，或满，或痛，甚至出血的病症。其中结块坚硬，固定不移，推揉不散，痛有定处，病属血分，为"癥"；结块不坚，推之可移，痛无定处，病属气分，为"瘕"。以上三种疾病，都是由于肝气郁结，气血运行不畅阻于冲任、胞宫，结块积聚于胸部、颈部和小腹；或瘀血内停，渐积成结节；或素体脾虚水湿内生，痰湿下注，阻于冲任胞宫，痰血相结，渐积成结节。太冲和期门穴具有较好的行气散结效果，对于以上三种疾病都适用。

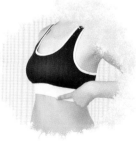

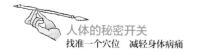
取穴 ▎　太冲、期门。

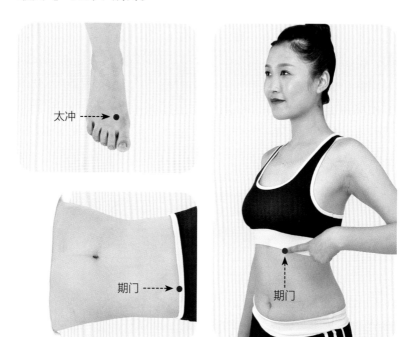

太冲

期门 ------ ●

期门

腧穴
定位 ▎　**太冲**：在足背，第1、第2跖骨结合部的前方凹陷处。

期门：该穴位于胸部，当乳头直下，第6肋间隙，前正中线旁开4寸。

功效 ▎　行气散结，疏肝解郁，调经止痛。

操作方法 1

按摩法：用拇指指腹向下按压太冲穴5～8分钟，注意压力感可稍大，以有酸胀感为宜。刺激期门穴时可以采用按揉的方式，以感到酸胀得气时为佳，每次按摩时间在2～3分钟，每天1次。

操作方法 2

刮痧法：使用普通牛角刮痧板，选用刮痧板比较尖的一头，在太冲穴处进行点按，每次点按 2~3 分钟为宜，使用刮痧板比较薄而宽的一面，在期门穴附近，沿着肝经，从上向下进行循刮，或者沿着乳房的方向，由内向外进行循刮，每次 5~10 分钟，隔日 1 次。

疗　　程	• 每天或者隔日 1 次，治疗 1 个月为 1 疗程。
注意事项	• 采用刮痧法进行治疗时，由于期门穴处皮下组织比较薄，因此刮痧手法不宜过重，防止损伤皮肤和皮下组织。

一语道破

太冲，太者，大也；冲着，冲要也。太冲穴为肝经原穴，居冲要之地，足厥阴肝经到太冲穴处脉气盛大，故名太冲。**太冲穴又称"消气穴"，人在生气后按此穴，有消气作用，可缓解人因生气而引起的一些疾病。**期门穴，期，周期；门，出入的门户。十二经脉的气血从中府穴开始到本穴正好运行一个周期，此处乃气血运行周期出入的门户，因此称为"期门"。《针灸穴名释义》中记载，"期门，汉代负责守卫的武官名，肝为将军之官，期门的取义，极为明显。"**期门为肝经的募穴，主治肝经的急症、痛症，对于胸胁乳房胀痛、月经不调、胃痛、呕吐等也都有效。**

一用就灵

患者，女，24 岁，胸胁胀痛 1 年余，发现甲状腺结节半年。患者于 1 年前逐渐出现胸胁胀痛，于经前

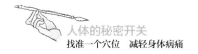

2～3天比较明显，后胀痛症状逐渐加重，变为持续性，生气或者劳累后加重，纳差，时有上腹部胀满，月经错后，痛经，经前面部起痤疮，色红，质地坚硬。曾于外院检查B超显示双侧多发乳腺增生，乳腺内多发小结节。半年前体检时诊断为甲状腺多发结节。查体：双乳房外上、外下象限可触及小肿块，边缘清晰，质地较硬，压痛明显。患者母亲和姨妈均患有乳腺癌，患者害怕乳腺增生和结节进一步恶化，遂来医院就诊。于期门、膻中、太冲等穴处针刺治疗，并嘱患者放松心情，坚持自行在家中于期门穴处刮痧治疗，太冲穴处每天进行点按治疗。共治疗2个月经周期，患者胸胁胀痛逐渐减轻。1年后复查甲状腺B超，甲状腺结节数量较前明显减少。

患者，女，48岁，体检发现子宫肌瘤1年来就诊。患者1年前单位体检时做B超检查发现子宫多发肌瘤，最大3厘米×4厘米。患者月经不规律，20～50天一行，月经量多，色黑，有血块，乏力，小便频数，排尿不尽感，精神疲惫，眠差，入睡困难，舌淡暗，苔薄白，脉细涩。外院妇科医生建议行手术治疗，患者想尝试中医治疗，遂来我院就诊。诊断为子宫肌瘤，辨证属于气虚血瘀。于子宫、归来、太冲等穴处针刺治疗，辅助艾灸盒艾灸，同时在后腰骶部给予刺络放血拔罐。患者归家后每天坚持在太冲穴处进行按揉，并在小腹部艾灸盒施灸。治疗3个月后，患者月经量逐渐减少，乏力、尿频等症状明显减轻。治疗半年后复查，子宫肌瘤较前明显缩小。后患者坚持治疗两年，逐渐绝经，无其他不适症状。

　　无论是子宫肌瘤还是乳腺增生，大多数均由肝气郁滞引起。由于现代社会压力较大，女性同时身兼家庭和社会的角色，因此常常出现肝气郁结的情况，若长期得不到疏解，气滞痰阻，瘀血内停，则会出现乳腺增生、甲状腺结节、子宫肌瘤等情况。病程日久，耗伤气血，则会出现气血亏虚的表现。这两个病例中，第一个患者年纪比较轻，发现得早，因此辨证属于肝气郁结，仅采用针刺、刮痧、点按的方法即可起效。第二个患者，年纪较大，且病程较长，已经出现了瘀血内停、气血亏虚的情况，因此，需要采用包括艾灸、刺络放血拔罐等综合方法，通过艾灸起到通络散结、益气扶正的效果，通过刺络放血拔罐起到活血祛瘀的效果，经过较长时间的治疗后痊愈。临床中，患者也应根据自身辨证所属虚实的情况，选取合适的治疗方法。如果疼痛较轻，疼痛喜按，包块按着比较柔软，辨证多属于虚证；如果疼痛以胀痛为主，疼痛较重，疼痛拒按，包块质地坚硬，辨证多属于实证。当然，还需要结合全身的症状判断虚实。

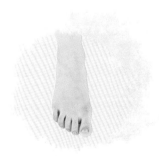

益气止脱的开关

百会
气海

子宫脱垂是指子宫从正常位置沿阴道下降，宫颈外口达坐骨棘水平以下，甚至子宫全部脱出于阴道口以外，常合并有阴道前壁和／或后壁膨出。阴道前、后壁又与膀胱、直肠相邻，因此子宫脱垂还可同时伴有膀胱、尿道和直肠膨出。子宫脱垂与支持子宫的各韧带松弛及骨盆底托力减弱有关，因此常见于多产、营养不良和从事体力劳动的女性。该病可以伴有腰酸背痛、尿频、小便解不干净或大便不顺之感，还可以出现性生活疼痛，严重者影响行走，对女性的生活造成一定的影响。

女性子宫下脱，甚则挺出阴户之外，或阴道壁膨出，前者为子宫脱垂，后者为阴道壁膨出，中医统称"阴挺"，亦称"阴脱""阴菌"。因多发于产后，故又称"产肠不收"。本病多因中气下陷，升举固摄无权，系胞无力，而致阴挺；或肾气亏虚，冲任不固，无力系胞而致阴挺。

取穴 ▎百会、气海。

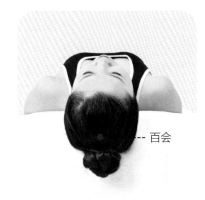

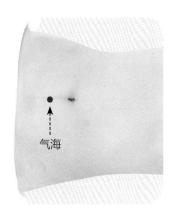

--- 百会

气海

腧穴
定位 ▎**百会:** 位于头顶正中线与两耳尖的连线交点处。
气海: 在前正中线上,脐中下 1.5 寸。

简便
取穴
法 ▎**百会:** 两耳对折,耳尖直上连线中点。

功效 ▎**百会:** 升阳举陷,安神定志,醒脑开窍。
气海: 益气调经,升发阳气。

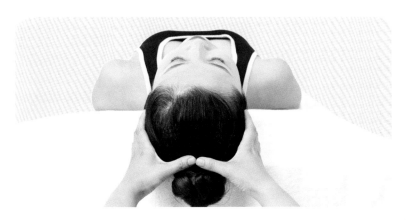

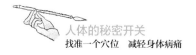
操作方法 1

悬灸法：选用一根艾条，在一端点燃，将点燃的一端置于百会穴头皮上方约 1 厘米处施灸，施灸过程中如感觉皮肤灼热疼痛，可将艾条适当远离头皮表面，待灼热感缓解后继续施灸，每次灸 5～10 分钟。

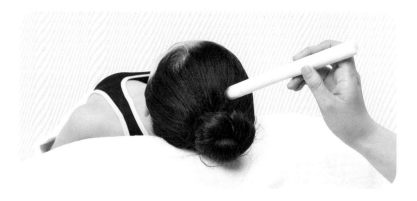

操作方法 2

隔姜灸：取 0.3～0.5 厘米厚的鲜姜一片，用针穿刺数个针孔，覆盖在气海穴上，然后置小艾炷或中艾炷于姜片上点燃施

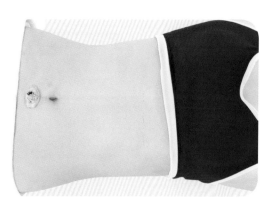

灸。每次 3 ~ 5 壮，以灸至局部温热舒适，灸处稍有红晕为度。
若施灸过程中感觉灼热，则把姜片连同艾炷抬起片刻，以免起水
疱，待灼热感缓解后仍放于穴位上。

操作方法 3

温灸器灸：用灸盒置艾条或艾绒后放在气海穴上，每次施灸
15 ~ 30 分钟。

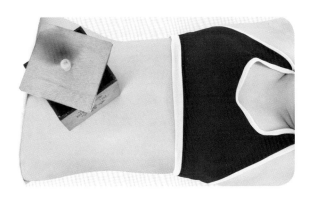

疗　　程 • 每天 1 次。

注意事项 • 在百会穴进行悬灸时，要注意及时掸掉艾条燃
烧后的灰烬，防止烫伤头皮。

一语
道破

《会元针灸学》载："百会者，五脏六腑奇经三阳
百脉之所会，故名百会。"百会穴位于头顶，头为诸阳
之会，刺激百会穴具有良好的升阳举陷、益气固脱的作
用，配气海穴对于治疗子宫下垂有明显疗效，还可治疗
头痛、头晕、癫狂、痫证等。气海为针灸保健的要穴，
此穴有培补元气、益肾固精、补益回阳、延年益寿之功。

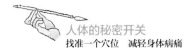
古代
医案

关于百会穴，《针灸大成》中记载了这样一个故事："虢太子尸厥，扁鹊取三阳五会，有间太子苏。唐高宗头痛，秦鸣鹤曰：宜刺百会出血。武后曰：岂有至尊头上出血之理。已刺之，微出血，立愈。"可见百会穴治疗疾病疗效显著。这个故事讲的是，虢国的太子得了晕厥症，扁鹊取三阳五会穴，就是百会穴，一会儿太子就苏醒了。三阳是指手、足三阳经，五会是指五脏六腑的气血皆会于此。另一个案例是关于唐高宗的。唐高宗得了头痛，秦鸣鹤说应该在百会穴上刺血进行治疗。武后说，哪有在皇上头上刺血的道理。但是刺血以后，微微出血，头痛立刻痊愈了。以上两个例子均说明，百会穴与五脏六腑和头面五官有着广泛的联系，具有很好的醒脑开窍、开闭通络的效果，是人体一个非常神奇的穴位。

一用
就灵

患者，女，56岁，子宫脱垂4年。患者4年前出现阴部有物脱出，劳累后加重，小腹会阴部坠胀，尿频，神疲乏力，腰膝酸软，进食少，休息平卧时脱出的子宫可以回纳。曾于外院诊断为子宫Ⅱ度脱垂，经治疗后症状无缓解。结合患者全身症状，该患者辨证为肾气亏虚，予百会、气海等穴处针刺，并施以悬灸和灸盒灸。百会穴艾灸时，自觉有热感向脑内传导，气海穴艾灸时感到热感向会阴处传导。间断治疗半年余，患者行走时子宫脱垂不甚明显，嘱其自行在家中继续艾灸治疗，并予以口服益气固脱中药治疗。1年后随访，患者大多数症状消失，但劳累后脱垂症状仍有反复。

　　对于子宫脱垂的患者，还应配合盆底肌锻炼。具体的方法是：用力行收缩肛门运动，盆底肌肉收缩 3 秒以上后放松，每次连续进行 10 ~ 15 分钟，每日 2 次或 3 次，第 1 次锻炼应在起床前进行。同时还应适当休息，避免重体力劳动；避免长期站立或下蹲、屏气等增加腹压的动作；保持大、小便通畅；及时治疗慢性气管炎等增加腹压的疾病；适当进行身体锻炼，提高身体素质。

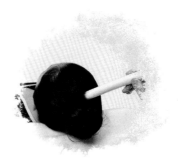

止血的开关

隐白

阴道出血是许多女性经常遇到的问题，有一部分属生理性阴道出血，如正常月经、产后恶露的排出等，属正常生理范畴，不会危害身体健康；病理性阴道出血就不同了，它不仅是身体疾病的一种表现，而且出血本身也会损害身体健康。阴道出血可来自外阴、阴道、宫颈、子宫内膜，但以来自子宫者最多。异常的阴道出血原因很多，如卵巢内分泌功能失调、异常妊娠、肿瘤、生殖道炎症、损伤、异物，或全身性疾病等。年龄对阴道出血的鉴别有重要的参考价值：幼女与绝经后妇女（老年妇女）阴道出血多考虑恶性肿瘤；青春期女性阴道出血首先考虑功能失调性子宫出血（简称功血）；育龄妇女则多考虑与妊娠有关的疾病。

其中，比较常见的是功能性子宫出血，简称功血，是指异常的子宫出血，经诊查后未发现有全身及生殖器官器质性病变，而是由于神经内分泌系统功能失调所致，表现为月经周期不规律、经量过多、经期延长或不规则出血。如果出血量较少，或者仅为偶然一次出血，可以不进行治疗。若出血量较多，伴随有其他症状，如月经不调，或者出血持续时间较长，应该进行系统的诊断和治疗。针灸对于功能性子宫出血有较好的止血效果。

中医将妇女非周期性子宫出血称为崩漏。发病急骤，暴下如注，大量出血者为"崩"；病势缓，出血量少，淋漓不绝者为"漏"。崩漏多因脾虚统摄无权，冲任不固；或因情志所伤，冲任瘀滞，血不归经；或因肾虚，封藏失职，冲任不固；亦有因素体阴虚血亏、冲任虚损所致。崩漏可见于西医功能失调性子宫出血及其他原因所致的子宫出血。

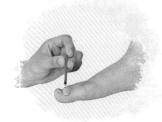

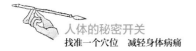
取穴 ▎ 隐白。

腧穴
定位 ▎ 足大趾末节内侧，距趾
甲角 0.1 寸处。

功效 ▎ 调血统血，扶脾温脾，
清心宁神，温阳回厥。

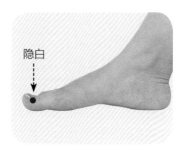

隐白

操作方法 1

麦粒灸：将艾绒搓成底面直径约 0.2 厘米、高 0.2 厘米的圆锥体，麦粒大小，进一步将艾绒捏实，放置在隐白穴处。如艾炷放置不稳，可以在隐白穴皮肤处涂上蒜汁，便于黏附住艾炷。

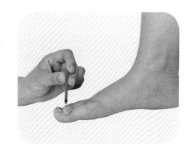

用线香将艾炷点燃，待艾炷将要燃烧完，局部自觉灼痛时，可用小镊子将艾炷移开，放置第二个艾炷，继续施灸。

一般根据体质和疾病轻重选择施灸的艾炷数量，如果体质壮实，出血量较多者，可以灸 5 壮，若体质较弱，出血量不多者，可以灸 2 壮。

操作方法 2

悬灸：选用一根艾条，在一端点燃，将点燃的一端置于隐白穴皮肤上方约 1 厘米处施灸。施灸过程中如自觉皮肤灼热疼痛，可将艾条适当远离皮肤表面，待灼痛感缓解后继续施灸。每次灸 5～10 分钟。

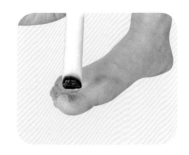

疗　　程	• 每天 1 次，直至出血停止。
注意事项	• 采用麦粒灸时要注意时刻关注皮肤温度的变化，不要为了疗效强忍灸后的疼痛，防止艾灸后起水疱。

一语道破

　　隐白穴是止血大穴，尤其对崩漏有非常明显的效果。《神应经》记载："隐白，妇人月事过时不止，刺之立愈。"又曰："夫艾取火，取艾之辛香作炷，能通十二经脉，入三阴，理气血，治百病，效如反掌。"可见，该穴除了能够止血外，平时按压或者艾灸该穴，还有健脾统血和调节脾胃功能的效果。

一用就灵

　　患者，女，34 岁，月经淋漓不断半年余。半年前无明显诱因出现月经后经血淋漓不断，月经按期而至，月经量少，经期 7 天，行经后仍持续出血，血量少，暗褐色，伴有小腹隐痛，尿频，腹胀，乏力，头晕，进食少。于外院进行了常规检查，B 超示子宫、卵巢基本正常，激素水平正常，红细胞和血红蛋白偏低，诊断为功能性子宫出血，贫血。曾接受黄体酮及止血药治疗，无明显效果。根据患者的症状和舌苔脉象，辨证属于脾气亏虚型。在隐白穴处予麦粒灸，每次灸 3～5 壮。灸后第二天患者诉月经量明显减少，连续艾灸 3 次后出血停止。

　　崩漏从中医来讲，根据出血的量、色、质变化和全身症状，可以分为虚实两类。素体脾虚，或劳倦思虑、饮食不节损伤脾气，以致脾虚血失统摄，冲任不固，不

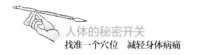

能制约经血，发为崩漏；或者先天肾气不足，或少女肾气未盛，天癸未充，或房劳多产损伤肾气，或久病大病穷必及肾，或年老肾气渐衰，天癸渐竭，肾气虚则封藏失司，冲任不固，不能制约经血，都属于虚型崩漏。而素体阳盛血热或阴虚内热，或七情内伤，肝郁化热，或内蕴湿热之邪，热伤冲任，迫血妄行，则属于实证崩漏。在隐白穴艾灸，主要对于虚证崩漏有良好的效果。有人经常问，对于实热型崩漏，艾灸是否有效？从我的临床经验来看，对于实热型崩漏，艾灸隐白穴也可以通过引热下行而起到止血的效果。

　　艾灸治疗功能性子宫出血效果非常好，一般灸治1～3次即可收到效果，且远期疗效也能维持一段时间。在治疗期间，患者还应注意生活调摄，避免过度劳累和剧烈运动，适当加强营养。

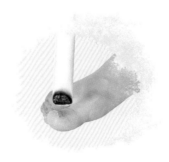

卵巢保养的开关

子宫命门

卵巢是女性重要的生殖器官，位于下腹部盆腔，子宫的两侧，左右各一，以韧带与子宫相连，受内分泌生殖轴（下丘脑 - 垂体 - 卵巢轴）控制。卵巢可以产生成熟且可受精的卵子，还能整体协调女性生殖系统，分泌多种激素（雌激素、孕激素、抑制素、雄激素等）。这些激素参与机体的生理功能调节，维持内分泌系统平衡，保持女性特征及正常生理代谢。卵巢与女性的雌激素分泌、女性的体形变化、女性的年轻容貌有着密切关系。如果卵巢功能正常，则面部皮肤细腻光滑，白里透红，永葆韧性和弹性；如果卵巢功能衰退，最明显的就是皮肤松弛，容颜衰退。想要自己不显得那么苍老，保养卵巢就变得非常重要。尤其是对于目前高龄想要二胎的女性，维持卵巢功能的正常就显得尤为重要。

人体的一些腧穴具有补肾气、抗衰老的作用，刺激相应的腧穴，可以提高卵巢功能，延缓女性雌激素水平的下降。

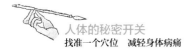

取穴 ┃ 子宫、命门。

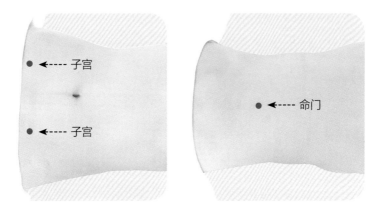

子宫 ←---- ●
子宫 ←---- ●
命门 ←---- ●

腧穴
定位 ┃ **子宫**：在下腹部，当脐中下 4 寸，中极旁开 3 寸。
命门：位于腰部，当后正中线上，第 2 腰椎棘突下凹陷中。

简便
取穴
法 ┃ **命门**和我们腹部的**神阙**（也就是肚脐眼）是前后相对的。所以，我们在找穴的时候，只要以肚脐为标准围绕腰部做一个圆圈，在背后正中线的交点（第 2 腰椎棘突下凹陷处）就是命门。

功效 ┃ 补肾调经，温阳益气。

操作方法 1

指搓法：用左手示指（食指）、中指、环指（无名指）指腹，在命门穴处进行上下揉搓，会在局部出现灼热感。最好先搓尾骨，把尾骨部位搓热后，再沿尾骨搓到命门，搓命门 5 分钟。

掌搓法：施术者用双手交互摩擦，使得双手掌心发热，以感觉发热发烫为度，然后将两掌捂在双侧子宫穴、命门穴和命门两

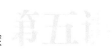

侧肾俞穴处，将注意力集中在以上穴位处，持续 5 分钟，休息 1
分钟后再反复以上步骤。如果觉得这样按摩单调，也可以旋转着
上下、左右按摩，一边按摩一边打节拍，直到此处有温热的
感觉。

操作方法 2

艾灸盒灸法：选用大小合适的艾灸盒，放置在双侧子宫和命
门穴处。将点燃的 2 个艾段放入灸盒中，直至艾段燃尽。子宫和
命门穴可以交替使用。

疗　　程	每天 1 次或 2 次。
注意事项	艾灸时，可以根据自身的情况选择合适的艾灸量，以灸后小腹部出现温热感，或者有热感向会阴部放射为宜。若无以上反应，可以适当增加艾灸量和艾灸次数。

一语
道破

命门，顾名思义就是生命之门。武侠小说中，命门
出现的概率很高，它通常是很多高手在对决前首先要保
护的地方。究竟什么是命门呢？古代医家将命门比喻成
走马灯运转的动力源（走马灯中点燃的是蜡烛）——
火，认为命门火就是人体的阳气之源。命门火旺，身体
强健；命门火衰，则体弱多病。命门对男子所藏生殖之
精和女子胞宫的生殖功能有重要影响，对各脏腑的生理
活动起着温煦、激发和推动作用；对食物的消化、吸收
与运输，以及水液代谢等都具有促进作用。因此，命门
穴具有补益肾气、调整阴阳的效果，对于提高女性卵巢

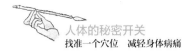
功能效果显著。

　　子宫穴，属于经外奇穴，顾名思义，主治妇女各种月经不调、不孕等疾病。从穴位解剖位置来看，子宫穴位于脐中下4寸，中极旁开3寸。穴位下的体表投影左侧为乙状结肠髂窝，右侧为盲肠。子宫位于骨盆腔中央，膀胱和直肠之间，刺激子宫穴可以引起体内肠壁肌肉被动节律性运动，进而促进盆腔内子宫等脏器的运动，改善血液循环。子宫位置的固定和功能的稳定与子宫主韧带、子宫阔韧带、骶子宫韧带、子宫圆韧带密切相关，刺激可以增加相关韧带的弹性，维持子宫功能稳定，从而达到治疗子宫相关疾病的作用。同时，针灸子宫穴可以有效调节下丘脑-垂体-卵巢轴，从而达到改善激素水平、治疗妇科疾病的目的。

一用
就灵

　　患者，女，38岁，月经不调3年，闭经2年。患者在3年前出现月经错后，2～3个月一行，月经量少，色黑。2年前渐渐发展为闭经，面部有色素沉着，畏寒，乏力，腰膝酸软，进食少，入睡困难，每于冬季易感冒。既往有过敏性鼻炎病史10余年。于外院检查示雌激素偏低，诊断为卵巢早衰，予西药治疗后，月经可以行经，但停药后仍闭经。曾育有1子。结合患者舌苔脉象，辨证为肾气亏虚，予子宫、命门、肾俞、关元等穴处针刺。子宫穴加电针，其他穴位灸盒灸。治疗1个月经周期后，月经仍未行。追问患者，患者情绪紧张，过于担心卵巢功能减退的问题，对月经过于关注，导致不思饮食，每晚思虑过度，难以入睡。在原穴基础上，增加三阴交、太冲、神门等行气、活血、调神腧穴，并嘱患者增强锻炼，每天慢跑 30 分钟至 1 小时。治疗 20 余天后行经，月经量仍偏少，但经期尚可。后患者因工作繁忙，每周来医院针灸 1 次，教会患者在家中子宫穴、命门穴处按摩、艾灸的方法。坚持治疗半年，患者月经可以按时而至，但经量仍偏少。

通过此病例，我们可以看到，对于卵巢功能减退的患者，生活调摄也非常重要。在针灸、中药治疗的同时，应该坚持锻炼、增强体质。强健的体魄能保持全身各器官系统功能的健康与协调，延缓卵巢功能衰退。因此，锻炼是中年女性保持旺盛活力的重要途径。同时，保持心情舒畅也非常重要。当前，白领女性由于工作过度紧张、压力太大而出现卵巢早衰的现象已屡见不鲜。女性们既要以积极的心态对待更年期及老年期的到来，消除无谓的忧虑与恐惧感，又要在一旦出现某些不适应时，采取积极有效的处理方法应对，还要善于从家人那里得到安慰、支持与鼓励。

此外，中药、针灸治疗卵巢功能不全，需要的时间比较长，患者应该坚持治疗一段时间，至少是 1～2 个月，有些症状才会出现改善。卵巢功能不全的患者往往比较急躁，要做好长期治疗的心理准备。

第六讲

儿科病症

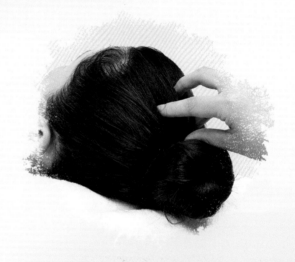

一

健脾开胃的开关

中脘
痞根

宝宝厌食，家长烦恼。对厌食的孩子和他们的家长来说，吃饭是一件非常艰难而痛苦的事情，面对满桌佳肴，孩子却毫无兴趣。有的是吃一吃，玩一玩，到处乱转，大人跟在后面追着喂；有的是一口饭吃半天，含在嘴里不嚼不咽，一顿饭 1～2 小时吃不完；有的是被家长训斥、打骂，又哭又闹，最后还是吃不进几口，以家长的无奈而告终。医学统计表明：现在儿童厌食、偏食发病率高达 40%，且多发于生长发育旺盛期的孩子，如幼儿期、青春期，严重影响孩子的生长发育。厌食的孩子往往面黄肌瘦、皮肤干燥、贫血、精神萎靡不振，身材往往比同龄孩子矮小，有的还有性情孤僻、执拗、任性、喜怒无常的特点。吃饭问题成了年轻的父母伤透脑筋的一大问题，如何才能使宝宝多吃点儿？要解决这个问题，首先要知道导致儿童厌食的原因，以便对"症"下"药"。

引起儿童厌食的原因，包括体内缺乏某些营养物质，脾胃消化功能不良，进食零食过多，家长对孩子饮食的过度关注，活动量不足等原因。针对不同的原因，要采取相应的治疗方法。如果已经进行了治疗，并且改善了进食习惯，仍然不能奏效的，可以尝试采用中医的方法进行治疗。

中医认为，小儿厌食多由喂养不当，损伤脾胃；或病后失调，脾运胃纳失健；或先天不足，脾胃虚弱；或情志失调，肝失条达，乘脾犯胃而导致厌食。治疗的核心原则应该从调理脾胃入手。

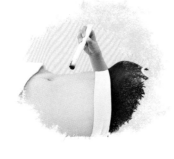

取穴 ▌ 中脘、痞根。

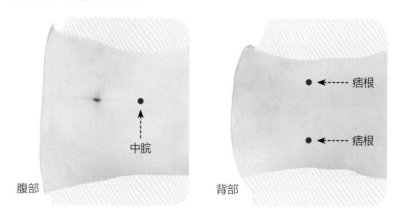

腹部　　　　　　　　　　　　　　背部

腧穴
定位 ▌ **中脘：** 在前正中线上，肚脐上 4 寸。
痞根： 第 1 腰椎棘突下，旁开 3.5 寸。

简便
取穴 ▌ **中脘：** 取穴时，可采用仰卧的姿势，该穴位于人体的上腹部，前正中线上，胸骨下端和肚脐连线中点即为本穴。

痞根： 先找到后背最下面那根肋骨，肋骨的前端为京门穴，按上去酸酸的，从肋骨末端沿肋骨往上约一横指宽，那就是痞根穴。

功效 ▌ 和胃健脾，降逆利水，行气止痛。

操作方法 1

贴敷法：取丁香、吴茱萸各 30 克，肉桂、细辛、木香各 10 克，白术、五味子各 20 克，共研末。每次取药粉 5 ~ 10 克，用酒或生姜汁调成糊状，贴敷于中脘穴处，用胶布固定。每次敷药 2 ~ 4 小时。

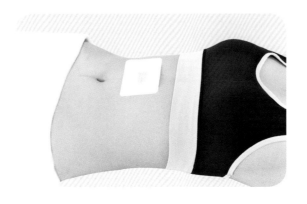

按摩法：用手掌掌心或掌根放在中脘穴和痞根穴处，轻轻按揉，每次 30 ~ 60 下。

操作方法 3

悬灸法：选用一根艾条，在一端点燃，将点燃的一端置于中脘穴或者痞根穴上方约 1 厘米处施灸，施灸过程中如感觉皮肤灼热疼痛，可将艾条适当远离皮肤表面，待灼热感缓解后继续施灸，每次灸 5 ~ 10 分钟。

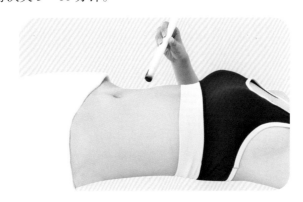

疗　程	• 贴敷法每日1次或隔日1次；按摩法和悬灸法可以每日1次。
注意事项	• 贴敷的时候要注意观察小儿有无过敏情况，若贴敷处奇痒或疼痛，或皮肤异常，则尽快取下。
	• 贴敷时间不宜过长，小儿皮肤娇嫩，以免损伤。若有水疱，及时到医院处理，不宜包扎。
	• 小儿皮肤娇嫩，进行按摩的时候，力度要适当，避免皮肤破损。

一语道破

　　中脘穴属奇经八脉之任脉，主治消化系统疾病，为人体任脉上主要穴位之一，对于厌食、食积、胃胀、胃痛都有明显的治疗作用。中医学认为，"脾胃为后天之本"。如果一个人先天禀赋不足，体质虚弱，就可以通过健壮脾胃之气进一步补充精气。由于有一些不好的习惯，很多人有脾胃虚弱的毛病，比如有的人吃完饭就睡，经常这样就会造成腹胀，四肢无力；也有的人脾气不好，爱生气或者有抑郁倾向，也会影响到脾胃的运转。这时就不能单纯地用药物治疗了，因为如果脾胃本身就有病，吃了药也不容易吸收，影响疗效。对此，我们就可以求助于中脘穴。

　　清代骆如龙在《幼科推拿秘书》中记载，"中脘，在心窝下，胃腑也。积食滞在此。揉者，放小儿卧倒仰睡，以我手掌按而揉之，左右揉，则积滞食闷，即消化矣。"也就是说，中脘穴是脾胃中焦积食的位置，对于小儿积食的毛病，可以让孩子平躺下仰卧，用施术者的

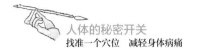

手掌在该穴处进行按揉，同时可以双手叠放，在孩子整个腹部，按照顺时针方向，以划圈的形式进行按摩就能够消除食积，帮助消化。因此，**中脘穴具有明确的健脾、行气、消滞的作用，是一个"开胃穴"和"消积穴"**。

痞根为经外穴，痞，痞块，中医指肚子里可以摸到的硬块；根，彻底，根治之意。**痞根穴有健脾散结的作用，可以根治痞块，犹如截断痞块根部的作用，故名痞根**。主治腹部痞块、腰痛、胃痉挛、胃痛、腰肌劳损等。

一用
就灵

患儿，5岁，进食量少1年余。患儿近1年来进食量逐渐减少，偏嗜肉食和甜食，口渴，但饮水不多，形体略瘦，烦躁易哭，时有下午低热，腹胀，大便2~3天1次，大便干稀不调，舌苔白腻。因患儿年幼，畏惧针刺治疗，在中脘、痞根等穴处采用艾条悬灸，并开具贴敷中药在中脘穴处贴敷。第二次就诊时家属诉回家后排气较多，味道比较臭秽，接下来的两三天排出大量臭秽大便。后患儿坚持治疗3个月，胃口逐渐好转，进食量明显增多，大便基本每日1行。

由于生活条件的改善，真正由于营养不良所出现的小儿厌食已经非常少见，大多数都是由于进食零食或者肥甘厚味过多，而孩子运动量偏少，以致脾胃运化失常，食积、痰浊阻滞中焦而为病。因此，养成良好的生活饮食习惯尤为重要。

首先，要培养良好的饮食习惯，定时、定量给孩子进食，减少两餐间的零食，养成不挑食、不偏食、吃得杂、吃得全的习惯。吃饭时不要逗孩子说笑，不要边看电视边吃饭，这样会影响胃肠蠕动和消化腺的分泌，导致消化不良。不要蹲着吃饭，否则会引起嗳气、呃逆、腹胀，影响进食量。

其次，要适当增加孩子的活动量，特别是户外活动，这样能促进儿童的新陈代谢，加快对食物的消化吸收。孩子有饥饿感，才会"饥不择食"。但饭前活动量也不宜过大，以免过度兴奋安静不下来而影响食欲。

再次，对于已经有厌食习惯的孩子，当孩子吃饭期间心不在焉时，不要生气，可以给孩子一个吃饭的时间限度（例如 15 分钟或 20 分钟），若吃不完，不要大惊小怪，而要不动声色地把食物拿开，孩子少吃一点儿或不吃一餐，是没有什么问题的，当他喊饿时，绝对不要给零食吃，切不可强迫或哄骗。

最后，要创造愉快融洽的进餐气氛，使他感到吃饭是一种乐趣。家长不要为吃饭给孩子心理上增加压力，不要在饭桌上训斥甚至体罚孩子。孩子吃多吃少应坦然处之，这顿吃不下，下顿就可能会多吃些，"饥饿是最好的厨师"，不要逼着孩子吃、追着孩子喂，这样会激起孩子心理上对吃饭的反感情绪。不要在儿童过度疲劳或身体不适时强行让儿童进食，应首先安慰孩子并让其休息，然后再让他进食。不要把食物作为儿童出现良好行为的一种嘉奖，也不能用剥夺孩子进食作为一种惩罚。

健脑的开关
四神聪

孩子的智力开发是每位家长都关心的事情，毕竟我们每个人都希望有一个聪明可爱的宝宝。有些家长给孩子报了很多的课外班和开发智力的课程班，其实我们身体有一些益智穴，可以起到开发智力、清利头目的作用。

另外，还有一些孩子患有多动症、精神发育迟缓、癫痫等神经精神系统疾病，这些疾病也可以通过腧穴的刺激，起到一定的治疗作用。

多动症主要是指大脑无明显实质性损害、智力正常或接近正常或高于正常的儿童，因有轻微脑功能障碍而有不同程度的学习困难或等待障碍，突出表现为自我控制力差、注意力不集中、多动、情绪冲动、任性等，还可有知觉、认识、语言或协调动作等障碍。比较准确的名称为注意缺陷障碍。儿童多动症是儿童疾病中比较常见的一种，儿童多动症患者的学业和职业成就都远远落后于正常儿童，给家庭和社会造成了沉重负担。

精神发育迟缓，也称为智力落后，或精神发育不全，是小儿常见的一种发育障碍。智力低下主要表现为社会适应能力、学习能力和生活自理能力低下，其语言、注意、记忆、理解、洞察、抽象思维、想象及心理活动能力都明显落后于同龄儿童。智力低下的诊断是根据心理测验和适应能力评定的。智力低下的病因有生物医学原因，或社会心理原因。对于精神发育迟缓应强调早期干预。经过多学科协作，大多数智力低下小儿可以发挥其潜能，提高其生活质量，轻度智力低下还可能汇入正常人群之中，发挥其社会职责。

　　癫痫是一种由神经系统的神经元异常放电所引起的疾病。癫痫各发作类型的发生率随年龄而不同，其临床表现与中枢神经系统的成熟程度密切相关。除常见的发生于儿童任何年龄的大发作外，新生儿癫痫其临床表现形式多为刻板的反复性动作，并常伴有异常的眼球运动。此外，癫痫患儿还会出现智力改变。凡有明显脑器质性、遗传性、代谢性病因者，以及有神经系统异常体征者，几乎均有智能低下。年龄越小，智能障碍的发生率越高，而不同发作类型伴智力下降者，由高到低，依次为婴儿痉挛、失神发作，而且发作越频繁，智能低下率就越高，严重发作本身即可影响智力发育。儿童癫痫的症状与癫痫灶所处的部位有关，儿童癫痫症状可能会根据年龄、环境的改变而改变。有的儿童癫痫患者起初是癫痫小发作，但是到一定年龄后，一部分患儿的症状会消失，但是也有一部分人会转变为癫痫大发作。患上癫痫病，无论是儿童还是大人都很遭罪，尤其是儿童，会直接影响到患儿的身心健康，更主要的是，由于影响到患儿的智力发育，会给患者的家庭和社会造成巨大的负担。

　　中医认为，以上疾病多由先天精气亏损，髓海不足，肝肾亏虚，筋骨肌肉失养；或因心脾亏虚，气血生化无源，气血虚弱，精髓不充；或者心肝火旺，火热上炎，髓海受扰，故而出现智力减退、癫痫发作，或者表现为多动。

取穴　四神聪。

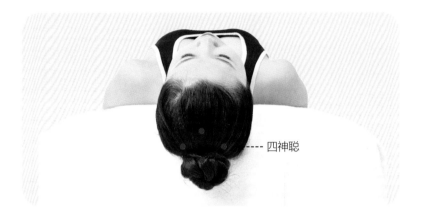

---- 四神聪

腧穴
定位　正坐或俯卧位，先确定百会穴的位置，再自百会穴向前、后、左、右各一横指处，即为该穴。

功效　镇静安神，清头明目，醒脑开窍。

操作方法 1

悬灸法：选用一根艾条，在一端点燃，将点燃的一端置于四神聪穴头皮上方约1厘米处施灸，施治过程中如感觉皮肤灼热疼痛，可将艾条适当远离头皮表面，待灼热感缓解后继续施灸，每次灸5~10分钟。

操作方法 2

按摩法：操作者一手固定住孩子的头部，另一手手指形成四爪状，用指腹在四神聪穴上由轻到重进行叩击和按压，有酸胀感为宜。也可以由孩子自行进行按摩，让孩子五个手指成环状，在四神聪穴处进行敲击和按压。每日按摩 10 分钟左右为宜。

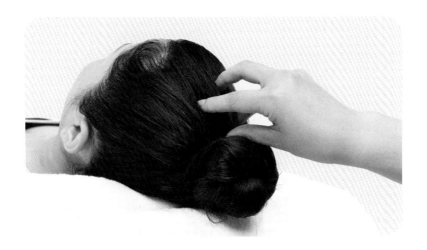

疗　　程	●	按摩法每日 1 次，悬灸法隔日 1 次。
注意事项	●	按摩时力度要适当，防止用力过度引起孩子的抵触。
	●	悬灸法适用于虚证，实热型多动症的患者，不适宜采用艾灸法进行治疗。

一语
道破

四神聪为经外奇穴，四神聪，原名"神聪"，位于头顶部，百会穴前后左右各开 1 寸处，共由 4 个穴位组成，就像四路大神各自镇守一方，故名"四神聪"。**四神聪是健脑补肾的要穴，还可治疗头痛、眩晕、失眠、健忘等疾病。**

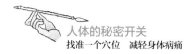

　　患儿，男，10岁，自幼家长发现该患儿反应较其他孩子慢，语言表达能力差。上幼儿园后发现孩子不能跟上幼儿园学习的进度，反应比较迟钝，言语含混，行走尚可。家长曾带孩子到各医院诊治，在儿童医院诊断为"精神发育迟缓"。因患儿对针刺惧怕，因此在四神聪穴处予以悬灸治疗，同时用电砭石在患儿的督脉、双侧膀胱经进行循刮，以皮肤出现微红为度。开始患儿也比较惧怕艾灸盒、电砭石治疗，但尝试后逐渐能够接受，能在治疗期间保持安静和配合。嘱家属回家后在四神聪穴处进行按摩治疗。经过半年的治疗，患者表情变得比以前丰富，从以往的呆板变得生动、爱笑，愿意与其他人进行沟通，语言较前清晰，学习成绩也较前好转。后因患儿回老家，未再进行随访。

　　对于儿童出现的神经精神疾病，首先应该查明原因，明确诊断，根据引起疾病的原因进行治疗。其次，在针灸治疗的基础上，还应接受一定的训练和康复，配合应用医学、社会、教育和职业训练等措施，按年龄大小和疾病的严重程度对患儿进行训练，以尽量恢复患儿的生活能力和学习能力。最后，对于儿童神经精神疾病，需要家属和陪护人员的耐心和坚持，家长要合理安排孩子的作息时间，培养有规律的生活习惯。家长、学校和社会协调配合，共同关心患儿，努力做好孩子的教育、心理治疗工作，以鼓励和引导为主。

补肾止遗的开关

神阙
肾俞

一般情况下，孩子在 3 ~ 4 岁开始控制排尿，如果 5 ~ 6 岁以后还经常性尿床，每周 2 次以上并持续达 6 个月，医学上就称为"遗尿症"。小儿遗尿是一种常见病，在我国男孩比女孩患此病的概率高。小儿遗尿分为原发性遗尿和继发性遗尿，原发性遗尿是指小儿从小至就诊时一直有遗尿，而继发性遗尿是指小儿曾经停止遗尿至少 6 个月，以后又发生遗尿。如果出现了遗尿的问题，首先要排除疾病引起尿床的原因。目前原发性遗尿确切病因尚不清楚。

中医认为，本病多由肾气亏虚，下元虚寒，闭藏失职；或由肺脾气虚，水无所制，膀胱失约；或由肝经湿热，下注膀胱，膀胱开合失司而致遗尿。

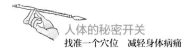
取穴 ┃ 神阙、肾俞。

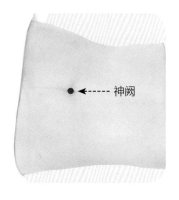

●←----- 神阙

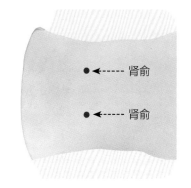

●←----- 肾俞

●←----- 肾俞

腧穴
定位

神阙：在脐中部，脐中央。

肾俞：当第 2 腰椎棘突下，旁开 1.5 寸。

简便
取穴
法

肾俞：人体背部与肚脐眼正对的位置就是第 2 腰椎，向
左或者向右旁开 1.5 寸处即是肾俞穴。

功效 ┃ 益肾助阳，回阳救逆，强腰利水。

操作方法 1

　　按摩法：首先要搓热掌
心，搓热掌心后，把两手的手
掌掌心或掌根放到肾俞穴上。
继而用掌心在肾俞穴上做擦的
动作，一上一下地擦动，通过
擦的动作可以让腰部的肾俞穴
发热，而且是从里面往外发
热。每次 50～100 下。

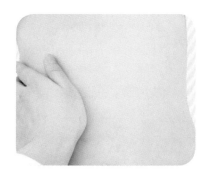

操作方法 2

悬灸法：选用一根艾条，在一端点燃，将点燃的一端置于肾俞穴上方约1厘米处施灸，施灸过程中如感觉皮肤灼热疼痛，可将艾条适当远离皮肤表面，待灼热感缓解后继续施灸，每次灸 5 ~ 10 分钟。

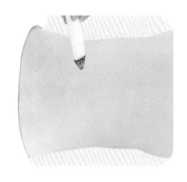

操作方法 3

五倍子敷灸：将五倍子、何首乌各等分共研细末，放在瓶中备用。敷灸时取上述已经研好的药末 6 克，用醋调成糊状，贴敷于肚脐（神阙）处，上面盖上纱布，用胶布固定即可。每晚临睡前贴敷，次日晨起取下。

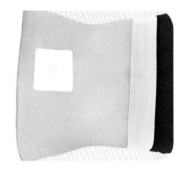

| 疗 程 | • 按摩法每天 1 次或 2 次，悬灸法和五倍子敷灸法每天 1 次。 |
| 注意事项 | • 艾灸期间要时刻注意观察皮肤的变化，防止烫伤。 |

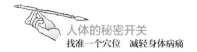
肾俞穴属于足太阳膀胱经，为治疗肾脏系统疾病的常用穴，还可治疗腰痛、遗精、阳痿、月经不调等疾病。

神阙，《外台秘要》别称脐中、气舍、气合，属任脉，变化莫测为神，阙指要处，穴当脐孔，是处胎生之时，连接脐带以供胎儿之营养，故又命蒂。名之神阙，是因胎儿赖此宫阙，输送营养，灌注全身，遂使胎体逐渐发育，变化莫测，因名神阙。**神阙是人体元神的门户，在神阙穴处敷灸可以治疗多种疾病。**脐带是婴儿从母体吸取营养的唯一通道，是人体生长的开端。神阙需圆而深，则元气深藏，先天充足；若或斜或浅，则是元气外露，先天不足之象；若不凹反凸，是气势在外，其守不固，亦属虚象。按压或艾灸神阙等于从生命的源头激发自身的潜能，其作用在于激发人体的元神、元气。歌曰："常灸神阙穴，万病自会灭。"因此，神阙是一个能够回阳救逆、益肾助阳的要穴。

患儿，7岁，自幼遗尿，现每周1次或2次。曾口服中药治疗，无效。舌淡红，苔薄白，脉沉缓无力。诊断为遗尿，禀赋虚弱，肾气虚弱。因患儿畏惧针刺治疗，于肾俞、气海、关元等穴处隔盐灸，并在神阙穴处采用五倍子敷灸。隔日治疗1次，每次艾灸30分钟，灸治1个月，患儿遗尿症状明显减少，仅在白天过于劳累兴奋时偶有遗尿。嘱家属继续上述方案，后遗尿痊愈。

灸法治疗小儿遗尿，因为无痛苦，且操作简便，容易被孩子接受。少数不配合的，可以在孩子熟睡时进行施灸。艾灸治疗小儿遗尿主要针对的是排尿功能失调、身体虚弱的情况，这类患者多在治疗 5 次左右后，症状明显好转。若治疗 10 次，患者症状仍无变化，要进一步查明原因进行治疗。此外，本病复发率较高，经过治疗症状控制后，要继续灸治 3～10 次，以巩固疗效。即使复发，仍可以取得一定的效果。

另外，要让孩子养成良好的作息制度和卫生习惯，避免过度疲劳，掌握尿床时间和规律，夜间用闹钟唤醒患儿起床排尿 1 次或 2 次。白天睡 1～2 小时，避免过度兴奋或剧烈运动，以防夜间睡眠过深。在整个疗程中，要树立信心。逐渐纠正害羞、焦虑、恐惧及畏缩等情绪或行为，照顾到患者的自尊心，多劝慰鼓励，少斥责、惩罚，减轻他们的心理负担，这是治疗成功的关键。要正确处理好引起遗尿的精神因素，通过病史了解导致遗尿的精神诱因及可能存在的心理矛盾，对于可以解决的精神刺激因素，应尽快予以解决，对原来已经发生或现实客观存在、主观无法解决的矛盾和问题，要着重耐心地进行教育、解释，消除精神紧张，以免引起情绪不安。晚饭后避免饮水，睡觉前排空膀胱内的尿液，可减少尿床的次数。

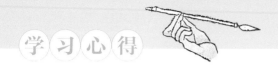

学 习 心 得

国医瑰宝，中医针灸；
　唯践行，方能悟其妙！

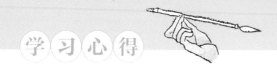

学 习 心 得

国医瑰宝，中医针灸；
唯践行，方能悟其妙！

杨甲三

针灸取穴随身查

真人全彩版

一本贴心的口袋书，
满载了杨甲三教授的宝贵经验。
三边三间取穴法，快速准确找穴位；
单穴临床有妙用，针灸歌诀快快记。

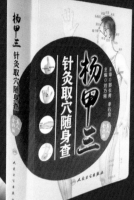

真人全彩版
穴位精准定位

穴位索引
方便快速查找

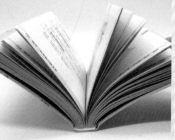

精装设计 阅读舒适，耐用

口袋书 随时随地查阅